产科硬膜外麻醉技术
Epidural Technique in Obstetric Anesthesia

主　编　（意）乔治·卡波尼亚（Giorgio Capogna）

主　译　黄　河

副主译　段光友　陈元敬

北方联合出版传媒（集团）股份有限公司

辽宁科学技术出版社

First published in English under the title
Epidural Technique In Obstetric Anesthesia
by Giorgio Capogna
Copyright © Springer Nature Switzerland AG, 2020
This edition has been translated and published under licence from
Springer Nature Switzerland AG.

© 2024 辽宁科学技术出版社
著作权合同登记号：第06-2023-204号

图书在版编目（CIP）数据

产科硬膜外麻醉技术 /（意）乔治·卡波尼亚（Giorgio Capogna）主编；黄河主译. —沈阳：辽宁科学技术出版社，2024.4

ISBN 978-7-5591-3408-0

Ⅰ.①产…　Ⅱ.①乔…　②黄…　Ⅲ.①产科外科手术—麻醉学　Ⅳ.①R719

中国国家版本馆CIP数据核字〔2024〕第022188号

出版发行：辽宁科学技术出版社
　　　　　（地址：沈阳市和平区十一纬路25号　邮编：110003）
印 刷 者：辽宁新华印务有限公司
经 销 者：各地新华书店
幅面尺寸：210mm×285mm
印　　张：10
插　　页：4
字　　数：250千字
出版时间：2024年4月第1版
印刷时间：2024年4月第1次印刷
责任编辑：丁　一
封面设计：王文涛
版式设计：袁　舒
责任校对：康　倩

书　　号：ISBN 978-7-5591-3408-0
定　　价：198.00元

投稿热线：024-23284363
邮购热线：024-23284502
E-mail:191811768@qq.com
http://www.lnkj.com.cn

To Rita and Emanuele
献给丽塔与埃马努埃尔

译者名单
Translators

主　译　黄　河

副主译　段光友　陈元敬

译　者（以姓氏笔画为序）

朱稀雯　李学涵　陈　兵　郑雪梅

段晨阳　徐　芳　郭　巧　舒　斌

前言
Preface

èpi-，来自希腊语，意为"在……之上"。

pèri-，来自希腊语，意为"周围"。

èxtra-，来自拉丁语，意为"在外面"。

术语"epidural""peridural"和"extradural"基本上是同义词。从解剖学的角度来说，"peridural"应该是最准确的术语，因为它暗示这个空间位于硬膜周围，因此包裹整个硬膜囊，而"epidural"则指的是位于硬膜囊上方或在硬膜囊上方的空间。"peridural"在以拉丁语为基础的国家中最常使用，"extradural"是当前在英语国家（特指英国）中使用的术语，"epidural"是当前在标准英语国家中使用的术语。

术语"space"用于指代位于硬膜和脊柱椎管骨壁之间的区域。然而，"space"这个术语并不完全准确，因为这不是一个空的空间，而是主要填充有脂肪和其他解剖结构的地方，因此应该称之为"区域"而不是"空间"。正如我们将在专门讨论解剖学的章节中所讨论的那样，最新的解剖学研究结果支持这样一种观点，即硬膜外区域在一定程度上是真实存在的，同时也有一部分是虚拟的。

在这篇文章中，我将使用最常用的术语：硬膜外腔（epidural）。硬膜外阻滞是一种通过将局部麻醉药物注入硬膜外腔来实现的外周神经阻滞。通过这种方式，局部麻醉药物可阻滞超越蛛网膜和硬膜覆盖的椎间孔、椎旁间隙或骶管中的神经纤维。

在这个领域的大师J. J. Bonica和P. Bromage已经写了一切需要说的内容，因此在这本书里我必然会参考他们的有关教导；然而，从他们的里程碑式出版物的出版到现在已经过去了大约70年，有了一些新的发现，一些其他发现得到了现代方法的证实，新的技术也在迎接未来。临床实践也略有变化。因此，我想写这本书，将前人的知识和经验传递给新一代，并加入一些新的实践经验。

这本书适用于所有的麻醉医生，尤其适用于那些希望从事或已经从事产科麻醉的人。这本书将专门描述用于产科的腰部硬膜外阻滞。硬膜外阻滞长期以来在全球范围内广为人知；然而，其具体的教学正在逐渐淡化，因为这种实践操作目前主要用于产科镇痛及产科麻醉。因此，我希望这本书能帮助我的年轻同事学习和领略麻醉医生的这一项基本技术，并让我的老同事们回顾他们的技术，以便更好地教导下一代。

意大利罗马

乔治·卡波尼亚（Giorgio Capogna）

陈元敬　译

目录
Contents

第1章　腰椎硬膜外阻滞术的历史
History of Lumbar Epidural Block

1884年，詹姆斯·伦纳德·科宁（James Leonard Corning）在他的第一次人体实验中，真正地实施了脊髓麻醉，还是仅仅做了硬膜外阻滞，确仍然备具争议。1891年，昆克（Quincke）引入了腰椎穿刺术。仅两年后，彼尔（Bier）就实施了脊髓麻醉。1990年，克瑞斯（Kreis）首创性地在6名产妇中使用脊髓麻醉来缓解分娩疼痛。然而，脊髓麻醉频发的严重并发症促使医生探究其他脊髓和神经的入路，其中最合理的是硬膜外麻醉。历史上，硬膜外腔的第一个入路部位是尾椎，早于腰椎、胸椎和颈椎入路。1901年，西卡德（Sicard）和查特林（Chatelin）发表了骶管麻醉方法。九年后，施特克尔（Stoeckel）将骶管麻醉用于分娩镇痛。直到20世纪20年代，骶管麻醉被认为是进入硬膜外腔最安全的途径。1921年，西卡德和福雷斯蒂尔（Forestier）发表了一种技术，用于对腰椎硬膜外腔进行神经放射学检查。同年，佩奇（Pagés）意识到硬膜外腔内进针可以产生节段性麻醉。20世纪30年代初，多利奥蒂（Dogliotti）开发并推广了阻力消失技术，而古铁雷斯（Gutierrez）则发明了悬滴技术。格拉法格尼诺（Graffagnino）是第一个使用腰椎硬膜外腔麻醉方法进行分娩镇痛的人，而连续腰椎硬膜外腔麻醉技术则由阿布雷尔（Aburel）于1931年引入，它增强了分娩镇痛的实用性。他还开始对子宫传入神经进行了系统的研究，这项研究由克莱兰（Cleland）于1933年完成，博尼察（Bonica）于20世纪50年代完善。最后，博尼察和布罗米奇（Bromage）（1954）引领硬膜外麻醉技术进入了现代水平。在他们的著作中，根据他们丰富的个人经验详细描述了硬膜外阻滞技术，至今仍是每个产科麻醉医师的主要参考资料。

1.1　第一次是腰麻还是硬膜外麻醉？

现代局部麻醉的开端可以追溯到19世纪末。当时，注射器、针头和局部麻醉药物是麻醉三要素，而1885年则可以被认为是硬膜外麻醉的创始年。那年，科宁发表了创历史性的文章，《脊髓麻醉和脊髓局部药物治疗（1885）》[1]，仅一年后，就出版了第一本有关局部麻醉的教科书《一般医学和外科中的局部麻醉》（纽约，1886）[2]。

詹姆斯·伦纳德·科宁（James Leonard Corning, 1855—1923）是一位纽约的神经病学家，出生于康涅狄格州，但在德国接受医学教育，于1878年从维尔茨堡大学毕业。亚历山大·伍德（Alexander Wood, 1817—1884）于1853年引入针头和玻璃注射器，卡尔·科勒（Karl Koller, 1858—1944）于1884年演示了可卡因的临床局麻疗效。这促成了后来科宁继续探索可卡因在外周

G. Capogna, *Epidural Technique In Obstetric Anesthesia*,
https://doi.org/10.1007/978-3-030-45332-9_1

和中枢神经系统上的作用效果。他观察到，皮下注射可卡因既能收缩血管，也会引起局麻。因此他假设，将可卡因溶液注入两个相邻棘突之间的皮下组织中，药液将被传入脊髓的静脉吸收。他写道："我希望人为地创造一种暂时的状态，其生理状态与横贯性脊髓炎或脊髓横断后的（截瘫）效果类似。"[1]。

在那时，任何注射的目的都是让药物尽量靠近目标靶点。例如，多年来，医生们一直都认为，只有将吗啡注射在疼痛部位附近才有效。与当时的理论相一致，科宁的目标是将可卡因与脊髓密切接触，但同时也在寻找一种避免刺伤脊髓的方法。

他的第一个实验是将20滴（1.3mL）2%可卡因溶液注射到一只幼犬的下胸椎间隙。5分钟之内，他观察到，动物的后腿先是出现运动失调，然后出现了无力的被麻醉状态，约4小时后完全恢复。自始至终，该效果没有扩散到前腿。他将这一现象归因于"当时血液循环疲软"。

有了这次动物经验之后，他进行了一项著名的人体实验。

他之前观察到，在下胸椎区，椎弓根与构成椎管后壁的椎板处于同一深度。因此，他先将针

插入中线外侧，直至针尖抵达椎弓根，然后在针轴上标记进针深度。然后在两个脊柱之间的中线重新进针，深度稍浅于标记位置，以防止插入太深导致脊髓损伤（图1.1）。

在一名"脊髓无力（今下运动神经元损伤）"和"精液失禁（今性功能障碍）"的患者身上，科宁在T11/12棘间间隙注射了30滴（2mL）3%可卡因。在6~8分钟内没有观察到任何效果，于是他重复了一次。10分钟后，受试者说他的腿感觉"疲乏"，并且科宁表示受试者腿部、生殖器和腰部的针刺敏感性"大大减弱"，症状持续了15~20分钟，未发现运动无力或步态障碍。

在他的论文中，科宁没有提及黄韧带和硬脑膜。此外，虽然他使用的针头连接有注射器，但没有进行回抽，因此他无法注意到注射器中是否有脑脊液。

最终这个人完全恢复了。但有趣的是，科宁记录到，这个人在第二天早上抱怨头痛和眩晕。在科宁的第一个人体实验中，他是否真正实施了腰麻，或许仅实施了硬膜外麻醉，仍存在争议。科宁早期的实验效果更类似于硬膜外麻醉，但也带有一些无意中造成硬脊膜穿破的迹象。14年后，古斯塔夫·比尔（Gustav Bier）用同一药物

图1.1   科宁将药物注射在尽可能靠近所需位置的方法

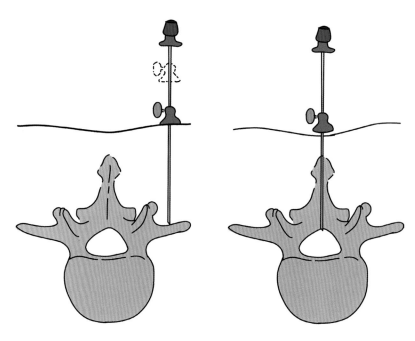

成功实施了腰麻，而当年科宁的局麻药剂量是其8倍[3]。并且，科宁的患者的镇痛作用起效较慢，最终感觉缺失的水平较低。此外，可以肯定的是，科宁的实验是基于错误的生理和解剖前提，因为他认为注射到两个棘突之间的可卡因会被循环吸收并运送到脊髓实质中。

即使在他后来的实验中，科宁似乎也只是将他有意的硬膜外注射视为减轻现有疼痛的工具，而忽视了其潜在的手术应用性。

在他的《痛觉及其神经病理关系》（费城，1884）[4]一书"用药物液体灌洗马尾神经"一节中写道："我开始意识到，直接将药物引入脊髓管中，以产生对脊髓，尤其是其下段，更强烈的影响，是非常可取的。"他在L2和L3的间隙之间，通过一个小的导管插入一根针来实施腰椎穿刺，用以治疗"脊髓刺激征"。但是，这已经是海因里希·伊雷内乌斯·昆克（Heinrich Irenaeus Quincke，1842—1922）在1891年详细描述腰椎穿刺技术之后3年的事情了[5]。

不幸的是，科宁在临床局部麻醉方面的工作引起了很少的关注，也没有对临床实践产生影响。但他对可卡因化脊髓的研究，相较彼尔（Bier）举世闻名的经典实验早了18年。

事实上，在科宁首次发表研究成果后14年，德国外科医生奥古斯特·卡尔·古斯塔夫·彼尔（August Karl Gustav Bier，1861—1949）（图1.2）发表了有关手术中成功使用脊髓麻醉的第一篇报告："Versuche uber Cocainisirung des Ruckenmarks"（可卡因化脊髓实验）[3]。1898年8月16日，彼尔给一名来做结核性踝关节切除术的34岁的工人，鞘内注射了15mg可卡因。他的流程因与现代进程的相似而闻名：将患者置于侧卧位，用可卡因溶液浸润皮肤和皮下组织，观察长空针中脑脊液的流出情况，然后将麻醉药注射到硬膜囊。同月，他又做了5例腰麻。只有1例患者达到完全麻醉；5名患者仍能感觉到触摸或按压，但没有疼痛。此外，其中4例患者发生了并发症，

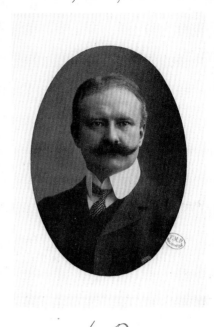

GALERIE HERVORRAGENDER ÄRZTE UND NATURFORSCHER.

AUGUST BIER

Beilage zur Münchener medizinischen Wochenschrift. Blatt 188.
Verlag von J. F. LEHMANN in München.

图1.2　奥古斯特·卡尔·古斯塔夫·彼尔（August Karl Gustav Bier，1861—1949）（图片来自Bibliotèque Interuniversitaire de Santé，Paris，公开版权）

包括背痛、腿痛、呕吐和头痛。虽然还是在早期阶段，他就已经意识到脑脊液的流失与头痛相关，并讨论了毒性的风险。在这篇著作中，彼尔描述了他和他的助手奥托·希尔德布兰特（Otto Hildebrandt）博士尝试给彼此进行腰麻的试验过程。他们使用了各种方式来测试希尔德布兰特博士的感觉，包括针刺股骨、烟斗烫、扯阴毛、用铁锤狠狠地打击胫骨，这些都不痛。尽管结果很有前景，记录在案的并发症包括下肢感觉异常和"大量"脑脊液的丢失。彼尔报告称，随后他经历了剧烈的头痛，并伴有头晕，总共平躺了9天才完全缓解。

1900年，在彼尔进行腰麻后仅2年，来自巴塞尔的妇产科医生奥斯卡·克赖斯（Oskar Kreis，1872—1958）率先在6名产妇中使用腰麻来缓解她

们的分娩疼痛。他使用可卡因作为局部麻醉药，除了一名患者外，其他患者都有恶心、呕吐和严重的产后头痛。

1.2　第一次硬膜外入路：骶尾部

脊髓麻醉频发的严重并发症，包括低血压、恶心、呕吐、硬膜穿刺后头痛和脑膜刺激征，促使欧美的医生们探索其他浸润脊髓和神经的方法，而最合理的便是硬膜外麻醉。

历史上，硬膜外腔的第一个入路是骶尾部，先于腰椎、胸椎和颈椎入路。

1901年，两名在巴黎各自行医的法国医生——神经学家和放射学家让-阿塔纳斯·西卡尔（Jean-Athanase Sicard，1872—1929）和费尔南德·卡特林（Fernard Cathelin，1873—1945），都声称自己发现了硬膜外镇痛的方法。

西卡尔率先发表了关于硬膜外注射的文章。1901年4月20日，在一篇名为"Les injections mèdicamenteuses extra durales par voie sacro-coccygienne"（骶尾部硬膜外药物注射）的文章中[6]，他讨论了可卡因的腰麻，并对术后产生的严重头痛、恶心和呕吐发表评论。然后，他后来又阐述了在狗、人类尸体和9名疼痛的患者中实施骶尾部硬膜外麻醉的技术。所有患者都立即获得了镇痛效果。他声称，这项技术应该取代脊髓麻醉。

一周后，卡特林向巴黎生物学学会展示了他的工作，并强调自1901年2月5日以来，他一直在研究和实验这种新方法。他的主任勒雅尔（Lejars）教授就这一说法的真实性进行了佐证。他的演讲题目是"一种新的脊髓注射途径：通过骶管方法进行硬膜外注射，在人类中的应用"[7]。（"Une novelle voie d'injection rachidienne. Methode des injections epidurales par le procede du canal sacre. Applications a l'homme"）他描述了在狗的脊柱尾部注射1%的可卡因，并用

印度墨水（进行生物染色）证明了药物范围仅限于硬膜外腔。1901年2月，他对4名接受疝修补手术的患者进行了骶管阻滞，但结果并不理想。他声称，这项技术还需要进一步研究，但该技术将有助于外科手术，在分娩镇痛、不能手术的直肠癌以及肛裂等疾病中尤其具有应用价值。此后，虽争议不断，但最终西卡尔放弃了这一发现，让给了年轻的卡特林。后来事实证明，卡特林显然值得这一慷慨馈赠，因为他围绕这种新方法发表了22篇论文和笔记。1902年，他发表了关于硬膜外注射的论文，并申请了医学博士学位。这些工作显然是进一步研究的基础。于是，他拒绝承认科宁首先选用了硬膜外间隙，哪怕自己的发现晚了20年，他将脊髓麻醉描述为"与我的方法关系不大"。必须记住，作为当时唯一可用的局麻药，可卡因要产生类似脊髓麻醉的镇痛效果，所需的浓度毒性太大。

1905年，德国化学家阿尔弗雷德·艾因霍恩（Alfred Einhorn，1856—1917）合成了普鲁卡因，取商标名诺卡因（Novocaine），由拉丁文的"nov"（新）和作为麻醉剂常见的碱性化合物结尾的"-caine"组成。由于它比以前使用的可卡因毒性更小、更有效、更稳定，这种新药被迅速用于尾侧腰麻。

瓦尔特·施特克尔（Walter Stoeckel）（1871—1961），马尔堡的妇科教授，对妇科泌尿学非常专业，他通过骶骨裂孔将可卡因溶液注射到硬膜外腔。1909年，他在《超级神圣麻醉》文中报道了141例产科骶尾部硬膜外镇痛[8]。这篇论文的英译本，由硬膜外麻醉先驱安德鲁·道蒂（Andrew Doughty）编辑[9]。施特克尔据译本写道："在18例病例中，没有获得明显的收益，在另外12例病例中，疼痛稍缓解。其余111例患者均获得明显缓解，但缓解程度不同。很明显，分娩疼痛不是一个单一的整体，而是由两个不同的组成部分组成的，通过我们的骶管麻醉经验可以分辨出来。在一个有效的骶管阻滞后，子宫收缩的

疼痛消失或减轻到可忍受的程度。我们使72例患者的背痛以及39例患者的背痛和下腹痛得到了完全缓解或减轻到可忍受的程度。母亲们的行为表明疼痛得到了相当程度的缓解，她们阵痛时不再大声地哭泣或在床上打滚；宫缩只能通过腹部触诊来感知。通过针刺测试，会发现大部分产妇会阴对疼痛敏感性变钝了，但也有例外。婴儿头部通过会阴部时，有9例完全不痛，有16例感到轻微疼痛。有3名产妇经产钳辅助分娩，两名产妇会阴撕裂，缝合时几乎无痛。在另外两个病例中，麻醉效果不足以消除产钳助产带来的不适，这些患者需要使用一些氯仿。在多数情况下，盆底肌肉明显松弛。有23例宫缩变得乏力且频率下降，如果在产程早期注射，这种抑制作用尤其明显；有1例宫缩随着疼痛一起消失，4天后才恢复。然而，如果产程已经完全启动，子宫收缩力或娩出力都不会受到影响。"

从20世纪初到20年代，骶尾部麻醉被认为是通往硬膜外腔的最安全的途径。使用硬膜外麻醉的手术通常局限于由马尾神经支配的区域。通过使用更大体积的麻醉剂或改变患者的体位来提高阻滞平面并不总能实现。

然而，明尼阿波利斯的外科医生罗伯特·埃米特·法尔（Robert Emmett Farr，1875—1932）称，从尾侧硬膜外腔注射120mL的局麻药能使麻醉平面上升到乳头水平。1926年，法尔在《骶管麻醉》中描述了他的尸体实验。他使用造影剂和X射线，显示了造影剂通过硬膜外孔在硬膜外间隙内扩散的情况。他还描述了在尾侧注射大于80mL造影剂后，平面可扩散至颈椎水平。

骶管阻滞在20世纪的前20~40年开始在产科镇痛中流行起来。然而，由于解剖结构变化使得足月产妇的骶管裂孔难以识别，即使是最好的医生，也有一定的失败率。此外，虽然骶管阻滞能够成功地减少会阴和第二阶段产程疼痛，但它不能缓解宫缩痛，除非使用大剂量药物，但是这样做可能导致毒性和减缓分娩过程。

1.3 腰椎硬膜外

早在1921年，两位法国放射科医生让·西卡德（Jean Sicard，1872—1929）和雅克·福雷斯蒂尔（Jacques Forestier，1890—1978）就描述了当针穿过腰椎韧带时的"阻力消失感"。在研究椎管异常并注射放射性造影剂（碘油）治疗慢性腰痛和坐骨神经痛的过程中，他们将这种"阻力消失"诠释为针尖进入了硬膜外间隙。在此过程中，他们不小心将几毫升的碘油注入了蛛网膜下腔，做了脊髓造影，并且不伴有蛛网膜下不良反应[11]。然而，两人认为腰椎和胸椎的硬膜外间隙并不适合注射药物，因为他们认为椎体间存在坚硬的隔膜，并且液体本身容易通过椎孔扩散。同年，西班牙军队外科医生菲德尔·帕赫斯·米拉韦（Fidel Pagés Miravé，1886—1923）（图1.3）成为首个通过腰椎入路进行硬膜外麻醉的人。

１９２１年３月，他的论文《节段性麻醉（Metameric Anesthesia）》同时发表在《西班牙外科杂志》[12]和《军事卫生杂志》[13]上。文中描述了他自己最初的想法："去年11月，在进行腰麻时，我有了一个想法，在针尖穿过黄韧带后，

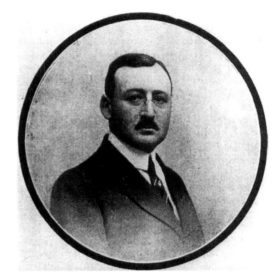

图1.3 菲德尔·帕赫斯·米拉韦（Fidel Pagés Miravé，1886—1923）（图片来自Lange JJ et al. (2007) Anaesthesia 49: 429–431，已获得授权）

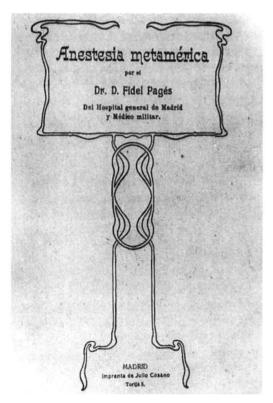

图1.4   菲德尔·帕赫斯于1921年发表的《节段性麻醉》论文第一页（图片来自Lange JJ et al.（2007）Anaesthesia 49：429-431，已获得授权）

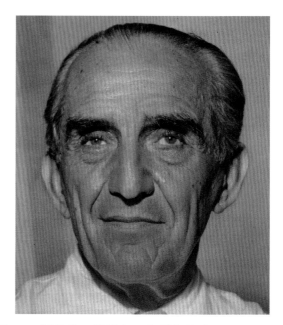

图1.5   阿基勒·马里奥·多利奥蒂（Achille Mario Dogliotti，1897—1966）

穿过硬膜之前停止进针，在此处阻滞穿出脑脊液的神经根。"

以下是他最初对硬膜外麻醉描述的翻译，依赖于他通过黄韧带进入硬膜外间隙时对"落空感"的感觉："去年11月，当我进行腰麻，在穿透硬脊膜之前，我想就把针停在椎管内，阻滞硬脊膜外的神经根，因为针尖已经穿越了相应的黄韧带。我放弃了准备好的戊基卡因，在无菌容器里加3片普鲁卡因肾上腺素（375mg普鲁卡因）溶于25mL生理盐水，并开始在第二和第三腰椎之间穿刺注射。不久感觉减退逐渐加重，在注射后20分钟内，我们决定开始手术。我们对患者进行了右侧腹股沟疝根治性修补术，但患者没有丝毫不适。"

在此之后，他描述了43例患者（包括上腹部手术）使用该技术的经验（图1.4）。

很不幸的是，因为他只发表了西班牙语文章，并且没有在任何大会上展示，所以他的成果没能在学界流传。此外，他过早地意外死亡也导致了他的成果鲜有人知。

一位名叫阿基勒·马里奥·多利奥蒂（Achille Mario Dogliotti）的意大利外科医生在1931年描述了经腰椎入路的硬膜外麻醉。他并不知道帕赫斯的相关研究。谁是第一个发明腰椎硬膜外麻醉的争论因此而起。作为国际外科科学院的主席，多利奥蒂参加了许多会议并发表了英语论文，促进了他的技术传播。多利奥蒂后来了解了帕赫斯的研究，并承认他是第一个开发并发表腰椎硬膜外入路的人[14]。

然而，帕赫斯使用触诊来识别硬膜外间隙，而多利奥蒂是第一个使用阻力消失术来识别硬膜外间隙的人。

阿基勒·马里奥·多利奥蒂（Achille Mario Dogliotti，1897—1966）（图1.5），曾任莫德纳、卡塔尼亚和都灵的外科教授，是意大利外科创新者之一，开发了最早的心肺机，是胆道X线技术和组织建设第一个血库的先驱。他几乎被认为是"现代硬膜外麻醉之父"，因为他首次描述了现代阻力消失技术，该技术克服了腰椎和胸硬膜外麻醉发展的主要障碍，因为在当时无法在这些节段二次验证硬膜外间隙。

我们认为，多利奥蒂1931年4月18日在皮埃蒙特外科学会议上发表的演讲，题为"一种有前途的躯干麻醉方法的研究：节段性硬膜外脊麻醉"[15]，正式宣告了腰椎硬膜外麻醉的诞生。

正如他1932年10月在纽约市举行的第11届全国麻醉师大会上解释的那样[16]，由于"除了血压下降外，腰麻还有术中恶心、呕吐（约30%的病例）和术后头痛（占10%～20%）等诸多不便"，多利奥蒂正在寻找一种腰麻的替代方法，并将他的硬膜外麻醉方法定义为"一种覆盖广泛区域的区域阻滞麻醉，它可以获得上腹部、下腹部、四肢和胸部的麻醉效果，就像骶管阻滞对于骨盆和会阴部一样。"

认识到过去腰椎硬膜外穿刺技术的相对困难后，多利奥蒂解释了他是如何使其简单可靠的："这项技术已经变得非常简单。针头连接到装有生理盐水的注射器上，慢慢地将针头穿入黄韧带中，并同时持续施加一定的压力。当针头在黄韧带中时，推注液体会遇到很强的阻力，一旦针头穿过黄韧带到达硬膜外间隙，阻力立即消失，液体就可以轻松地进入其中，将硬脊膜与硬膜外脂肪组织分开。此时，针头已经到位，在确定没有抽出血液或脑脊液后，接下来就是注射麻醉剂，使其在硬膜外间隙扩散。"（图1.6）。

多利奥蒂的识别硬膜外间隙方法是现代麻醉学实践中一个非常重要的创新。前面提到的方法，例如帕赫斯的方法，通过感觉针尖穿过黄韧带的"感觉"来识别硬膜外间隙，这就把技术限制在了操作者的熟练度上。相反，多利奥蒂的技术可重复且易于学习。多利奥蒂的《麻醉学教科书》于1935年出版[17]，1939年被翻译成英文[18]，其中一章广泛而详细地介绍了硬膜外镇痛，还包括他在此方面进行的所有详尽研究。几年后，由美国作者撰写的教科书中只对这种技术进行了简短的描述，并将其视为只有具有特殊专业知识的人才能实践的新奇技术。

因此，最初北美对硬膜外麻醉的接受较慢，然而，它在欧洲和南美早就被广泛地接受。

20世纪30年代，布宜诺斯艾利斯的外科教授阿尔伯托·古铁雷斯（Alberto Guiterrez，1892—1945）（图1.7），使用了帕赫斯和多利奥蒂的硬膜外麻醉技术，并将其应用于数千种不同的手术。由于担心全身麻醉事故的发生，古铁雷斯选择了其他麻醉方式。他首先使用脊髓麻醉，然后是硬膜外麻醉，当时被称为"直接法"（阻力消失法）。偶尔，他会使用所谓的"间接法"，即有意将针头刺入硬膜囊，然后逐渐抽出几毫米，直到脑脊液不能流出，我们就认为此时针孔斜面停在硬膜外腔。安东尼奥·阿尔德雷特（Antonio Aldrete）[19]描绘了古铁雷斯的发现历史："1933年2月的一天，阿尔伯托·古铁雷斯正在使用液体失阻力法寻找硬膜外腔。他将针尖穿过棘间韧带

图1.6　多利奥蒂描述他的阻力丧失技术：注射器握在一只手中，其中的拇指施加持续和均匀的压力于针栓上（来源：[16]，已获得授权）

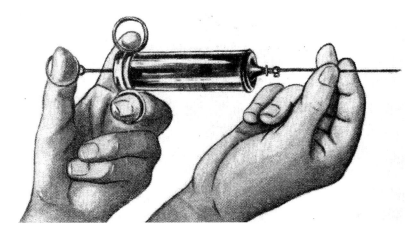

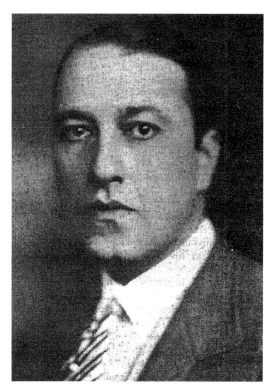

图1.7　阿尔伯托·古铁雷斯（Alberto Guiterrez，1892—1945）（图片来自[19]，已获得授权）

并接近黄韧带时，他感到了异常的阻力，所以他断开注射器，并注意到一滴液体悬在针头上。他没有重新装上空针，而是保持液滴悬挂，继续推进针头。在继续缓慢进针的过程中，他突然注意到这滴液体消失了。然后他重新连接注射器，但是抽不出液体。"在没有感觉到阻力的情况下，分次注射1%普鲁卡因直至15mL（译者注：原作者笔误mm）的量后，他能够进行无痛的隐静脉切除术。1933年3月27日，《医学日报》以非正式的方式报道了这一观察结果[20]，随后在《外科杂志（Revista de Cirugia）》上发表了一篇正式论文[21]。古铁雷斯说，有时不是一滴液体悬挂着，而是可以在针筒中心观察到半月形液面，在这种情况下，进针必须非常缓慢，只有在不再看到液面时才注射。

1993年，古铁雷斯在他的名为《硬膜外麻醉》[22]的书中发表了大家实践硬膜外麻醉的最新经验，包括当时已经做了超过4000例手术的多利奥蒂。

有趣的是，古铁雷斯试图探索硬膜外腔的负压。他在逐渐推进的针头上悬一滴生理盐水，并观察它在硬膜外间隙的情况，将这种使用负压作为硬膜外间隙标志的方法称为"悬滴法"。

1936年，纽奥尔良慈善医院外科主任查尔斯·奥多姆（Charles Odom，1909—1988）用毛细管代替悬滴法[23]："我把用来连接橡胶输液管和输液针的小玻璃适配器切成两半，在穿刺针进入棘间韧带后连接上针管，玻璃适配器的磨砂玻璃口能紧密连接针管，然后用无菌溶液充满适配器。这个小玻璃圆筒和封闭的液体组成了一个非常灵敏的指示器。圆筒的孔径越小，它就越灵敏。这个指示器非常容易消毒，比欧洲某些诊所使用的脊髓压力计或U形管更加方便。"奥多姆使用这种技术进行了大量手术，包括两个患有结核病的孕妇的剖宫产。

奥多姆提出，人在直立时，硬膜外腔是一个潜在空间，只有当脊柱弯曲且硬膜的两层分开时才会形成该空间。由于椎体前壁的弯曲程度不如后壁，因此在它们之间形成了一个空间，而由于该空间原本并不存在，所以会形成一个真空。这个真空会由于静脉血的涌入而逐渐消散，直至达到大气压。

在同一家医院里，一名妇科医生，彼得·格拉法尼诺（Peter Graffagnino）于1939年2月发表了题为"试图为产科医生提供另外一种麻醉方法——硬膜外麻醉——到目前为止我们已经给76名患者使用过了"的文章[24]。他是首个报告采用奥多姆的技术实施腰椎硬膜外阻滞来进行分娩镇痛的人。在结语中，他说："所有育龄妇女均可使用该麻醉方式。所有主要的产科手术都可以安全地在这种麻醉形式下进行，并得到患者有意识的配合。"

硬膜外隙指示器的时代已经开始，众多的可视化的机械设备被研发出来辅助医生识别硬膜外间隙。

马西·道金斯（Massey Dawkins，1905—

1975），伦敦大学学院的顾问麻醉师，是硬膜外麻醉的先驱之一，于1942年首次在英国实施硬膜外麻醉。1963年，他撰写了一篇关于当时使用的主要装置的广泛评论[25]（图1.8、图1.9）："①在伊克尔（Iklè）注射器中，拇指的压力被弹簧取代，当进入硬膜外间隙时，弹簧驱动活塞向前推进。② 1935年，麦金托什（Macintosh）改进了活塞上的弹簧载荷，直接施加弹簧压力到硬膜外注射针内的钝套内针上。这种套内针通常不会刺穿硬脑膜。当硬膜外注射针穿过棘间韧带时，套内针从硬膜外注射针的中心伸出来。当硬膜外

射针尖进入硬膜外隙时，硬膜外注射针中的一个隐藏的弹簧顶着套内针，套内针尖就离开硬膜外注射针鞘了。这是一个很棒设备，因为针的重量是没有改变的，并且硬膜外注射针鞘的两侧突出两个翅膀，这更便于操作……关于这种装置的效率没有任何文献记录。③麦金托什也推出了一种更简单的设备，由封堵住硬膜外注射针鞘的充气气球构成……只要针进入硬膜外间隙，气球就会瘪下来。为了避免反复使用所致的气球漏气，每一次穿刺都建议使用一个新的气球。虽然气球被广泛使用，但关于其效率的详细信息却没有发

图1.8　各种类型的硬膜外穿刺指示器（1935—1958）（来自[25]，已获得授权）

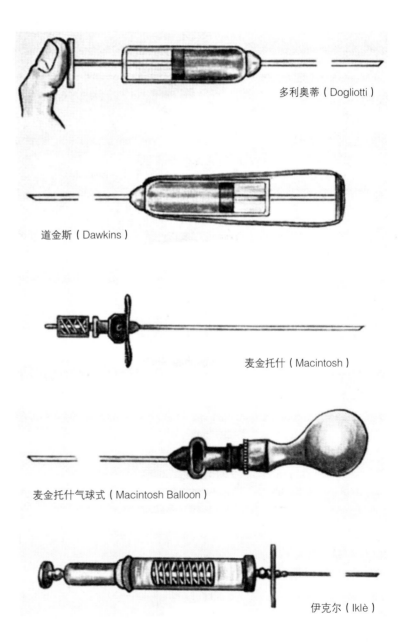

多利奥蒂（Dogliotti）

道金斯（Dawkins）

麦金托什（Macintosh）

麦金托什气球式（Macintosh Balloon）

伊克尔（Iklè）

图1.9　不同类型的硬膜外穿刺指示器（1935—1958）（来自[25]，已获得授权）

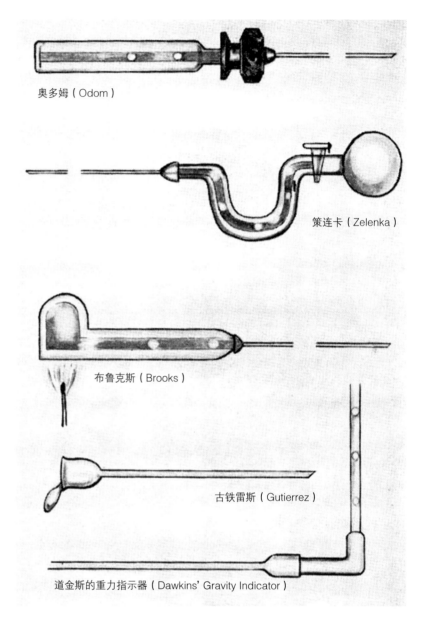

奥多姆（Odom）

策连卡（Zelenka）

布鲁克斯（Brooks）

古铁雷斯（Gutierrez）

道金斯的重力指示器（Dawkins' Gravity Indicator）

表，但通过对使用它的同行进行的调查证实，在506例患者中，硬脑膜刺穿率为6.7%。④1956年，策连卡（Zelenka）建议将触觉和视觉技术结合在一起。他拿了一个U形压力计，里面装着无菌水和气泡，并在远端安装了一个阀门，可以连接气球。当针在棘间韧带时，连接好气球并打开阀门。现在只要进入硬膜外间隙，阀门活瓣就受到来自后面的正压冲击，这就补足了仅依靠视觉技术带来的19%的失败率。然而，没有记录该设备的效率的详细资料。⑤1958年，布鲁克斯（Brooks）简化了上述装置，他使用了奥多姆的

指示器，加热远端将其密封，然后在里面吹一个气泡。在毛细管中充满生理盐水和气泡，指示器插入硬膜外穿刺针，然后加热，里面的空气就会膨胀，并在活瓣后面提供正压。这个简单的设备非常实用，根据我自己的经验，仅奥多姆指示器就将成功率由73%提升到90%。"

1.4　连续腰椎硬膜外

临床医生意识到，要为长时间外科手术提供持续的麻醉，就必须有一种方法可以反复注射局

麻药。

与硬膜外单次注射技术一样，连续注射技术也首先从骶尾部开始使用，几年后才考虑使用腰椎入路。

尤金·博格丹·阿布雷尔（Eugen Bogdan Aburel，1899—1975）（图1.10），罗马尼亚妇产科教授，妇产科镇痛的先驱，于1931年提出了"产科中持续局部麻醉"（continuous local anesthesia in obstetrics）技术[26]。他的技术是将导管穿过针头，再拔出针头，并确定导管的位置，这与现在使用的技术非常相似。库雷拉鲁（Curelaru）[27]对阿布雷尔的技术的描述如下："首先，在选定的位置（硬膜外、腰主动脉）进针：注射30 mL 0.5%辛可卡因；通过针头置入软导管（类似于输尿管导管）；将针头拔除，导管留在原位；最后，敷料覆盖。如果需要反复注射，可以用细针通过原位留置的导管进行注射……通过针-导管入路，在产科中，有可能获得长时间的局部麻醉。这种方法不应再被认为是实验性的，而是作为一种常规程序。"阿布雷尔使用的导管由柔性丝制成，类似于输尿管导管。通过细致的解剖和敏锐的临床观察，阿布雷尔开始对子宫传入神经进行了系统的研究，与美国的克莱兰德在这个领域进行的类似研究（1927—1933）相平行。然而，由于他的出版物是用法语[28,29]写的，它们没有被海外的同行注意到。

约翰·克莱兰（John Cleland，1898—1980），来自俄勒冈大学，使用椎旁阻滞和骶管阻滞"通过内脏运动反射来证明神经传导的通路，将这些在狗身上的发现与人体联系起来，解释了当前主流观点中的错误，并证明子宫收缩的疼痛可以在不影响宫缩的情况下被椎旁阻滞消除"[30]。约翰·克莱兰1933年的论文中指出，来自子宫和子宫颈的感觉传入神经会传递第一产程的疼痛进入脊髓T11和T12，第二产程的疼痛主要是躯体性的，通过骶神经传递。

威廉·莱蒙（William Lemmon，1896—

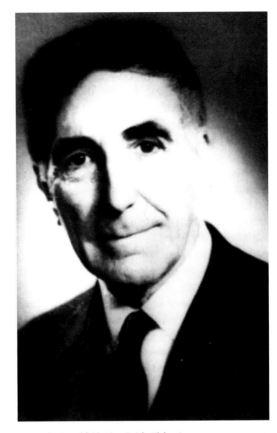

图1.10 尤金·博格丹·阿布雷尔（Eugen Bogdan Aburel，1899—1975）（来自[26]，已获得授权）

1974）在1940年[31]初步发表，1944年[32]更加详细地描述了一种17G或18G镍银合金可塑针（图1.11）。置针于在蛛网膜下腔，（裸露部分）贴合皮肤表面弯曲，（另一端）连接在橡胶管上，（手术）需要时通过橡胶管注射局部麻醉溶液。患者躺在2张分开的床垫上，背部的针位于2张床垫的间隙中（图1.12）。

最后两个位置不需要特殊的床垫。

罗伯特·欣松（Robert Hingson，1913—1996），美国斯塔滕岛海军医麻醉主任，在尝试了在骶尾部插入可塑针后，采用骶管连续硬膜外麻醉，经输尿管导管注射局麻药。他的同事，产科主任——沃尔多·爱德华兹（Waldo Edwards，1905—1981），一致决定将联系硬膜外麻醉的优势与骶管阻滞的安全、简单和有效性相结合。将可塑针的中心固定在硬质橡胶管上，麻醉药可以

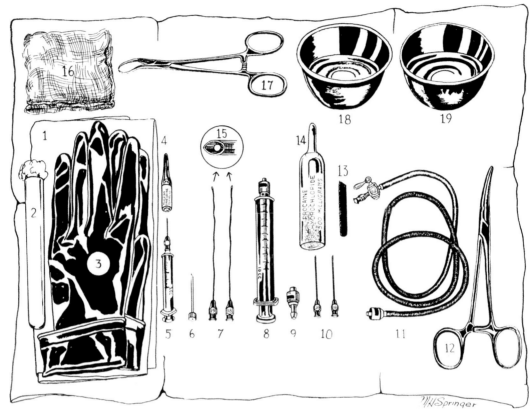

图1.11　连续硬膜外麻醉的器械托盘（1944）（来自[32]，已获得授权）

在患者的病房中就注射，在转移到产房过程中可以不间断给药，有益于准备分娩或者必要时的会阴切开术。针留置在骶管，患者在卧位分娩。在1942年JAMA杂志上发表的论文中[33]，他们写道："从那时开始，我们用这种方法完成了600例分娩，没有使用其他麻醉方式。我们相信，连续骶管阻滞为该行业开辟了一个可比肩连续腰麻的新的领域。我们要强调的是，我们的方法产生镇痛作用的机制是，将硬膜外间隙内的骶丛和腰丛神经不断浸泡麻醉药里。因此，患者仍然能够在整个分娩过程中活动下肢，宫缩不受影响。"

爱德华·B.图希（Edward B. Tuohy，1908—1959）在20世纪40年代，他就知悉了帕赫斯和多利奥蒂关于硬膜外麻醉的早期临床工作，但他对连续腰麻[34]特别感兴趣。他用西雅图牙医拉尔夫·L.休伯（RalphL.Huber，1890—1953）设计的针代替了以前使用过的锐利的针。休伯的针尖

稍弯曲，调整了导管穿出针尖时的方向。虽然休伯本来打算将这种针用于静脉注射和组织注射，但图希意识到这个方向的改变可能有助于硬膜外导管的放置。此外，他还增加了一种管芯，希望能进一步减少皮肤堵塞的风险。

虽然意识到这种定向针如何便于硬膜外导管的放置，但是被公认为连续腰段硬膜外麻醉的发起者的并不是图希，而是皮奥·曼努埃尔·马丁内斯·库尔贝洛（Pio Manuel Martinez Curbelo，1905—1962）。1946年11月，尔贝洛在梅奥诊所拜访了图希。他观察到图希使用他最近开发的针头将尿管置入硬膜外，并通过反复注射小剂量的局麻药，可以实现长期镇痛。1947年1月，在哈瓦那市医院，他将导管置入一名40岁妇女的腰椎硬膜外间隙，随后进行剖腹手术摘除了一个巨大的卵巢囊肿。他采用"阻力消失"法探测硬膜外间隙，然后将输尿管导管穿过针头，注射1%普鲁

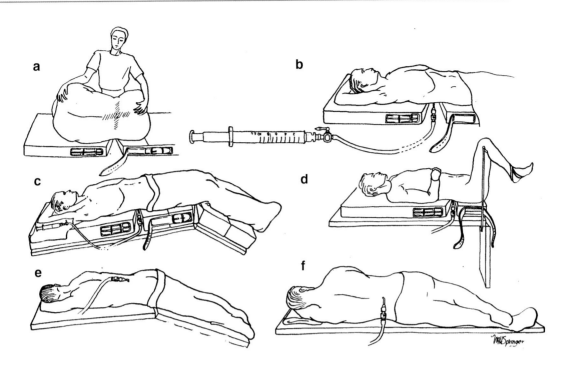

图1.12　连续硬膜外麻醉专用床垫（1944）（来自[32]，已获得授权）

（a）患者穿刺时的位置。

（b）患者平卧，床垫的间隙用于调整穿刺针位置。

（c）患者手术时的体位。注射器置于无菌巾上，用巾钳固定在床垫上。床垫的侧面有扣带，在手术期间用于固定床垫。

（d）患者处于截石位。床垫的下半部分被拆下。

（e）患者处于俯卧位，用于背部、肛门区或四肢背侧的手术。

（f）患者处于半俯卧位。针头在皮肤上弯曲并用胶布固定。

卡因，40分钟后再次注射了补充剂量。他在哈瓦那[35]外科协会的一次会议上宣布了他的成果。奥尔德雷特（Alderete）[36]于1947年9月在纽约举行的IARS和ICA联合国际大会上做了汇报："导管置入硬膜外间隙1cm，也就是将导管置入穿刺针9.5cm，然后将左手食指放在穿刺针的进入皮肤处，用左手拇指和中指握住针，导管用右手向前推进1cm，同时向外抽出穿刺针1cm，使针退出与导管前进相同距离，直到导管置入12.5cm，表明导管在硬膜外腔内为3cm。慢慢地取下穿刺针，导管连接注射器……最后用无菌胶带将裸露的导管固定在背部皮肤上，以便注射补充剂量；之后，将患者置于仰卧位。"

库尔贝洛使用"阻力消失术之帕赫斯–多利奥蒂法"，加上装有1.5mL生理盐水的2mL注射器来识别硬膜外间隙。他偶尔用无菌凡士林润滑针

的外壁，此外，他还会在注射器的针栓上滴一滴氯仿，以便润滑和获得良好的密封效果。有趣的是，他建议总是"去感觉三个刺穿步骤，当针接近、接触，最后穿透黄韧带时，去感觉那种落空感。"

巴尔的摩约翰霍普金斯大学的医生查尔斯·弗劳尔斯（Charles Flowers，1920—1999）相信，多利奥蒂的工作证实了腰椎硬膜外间隙可以用于缓解产科疼痛。1949年8月，他发表了《分娩镇痛和剖宫产术的连续硬膜外麻醉》[37]。在这篇论文中，弗劳尔斯描述了他使用空气的腰椎硬膜外阻力消失技术，如下："当进入致密的黄韧带时，暂停一下，用小注射器注入2mL的空气测试一下。当将空气注到黄韧带时，针栓会迅速反弹。然而，当空气被注入硬膜外间隙时，针栓不会反弹。当针头穿过黄韧带时，使用小型注射器

进行频繁的少量空气测试，以确定何时进入硬膜外间隙的负压区域。通常，当钝的16G图希针穿过致密的黄韧带进入硬膜外间隙时，阻力消失感会特别明显。当图希针位置正确，没有脑脊液流出时，通过针置入一根塑料管进入硬膜外间隙。对于早产或即将进行剖宫产手术的患者，向头侧置管到T12水平。足月产妇则向尾侧置管到L4水平。"

在这篇文章中，弗劳尔斯报道了37例剖宫产和72例连续硬膜外麻醉下的分娩镇痛，有趣的是，他指出"无论使用硬膜外麻醉分娩还是剖宫产，都必须始终认识到实际使用的剂量和药效持续时长，取决于每个患者的感觉。

1.5 现代硬膜外麻醉

在20世纪50年代，菲利普·雷克斯·布罗马格（Philip Raikes Bromage，1920—2013）（图1.13）引领硬膜外麻醉带入了现代。他出生并接受教育于伦敦，并成为加拿大、美国和沙特阿拉伯的麻醉学教授。

他出版了两本硬膜外麻醉的教科书：《脊髓硬膜外镇痛》（1954）[38]和《硬膜外镇痛》（1978）[39]。后一本涵盖了硬膜外麻醉的所有方面，直到今天仍然是非常有价值的参考书。它促进了区域麻醉的安全性，并且为其提供了科学依据。它在手术、产科和疼痛管理中的广泛应用中发挥了关键作用。

现代产科镇痛的诞生很容易追溯到约翰·约瑟夫·博尼卡（John Joseph Bonica，1917—1994）（图1.14），一位意大利裔美国医生，疼痛控制领域的鼻祖，他的职业生涯一直致力于疼痛的研究，并将其建立为一个多学科领域。他创建了住院医师培训项目，主持了各部门的工作，撰写了该领域的标准教材，并将他的成果以多种语言出版。在他的大量出版物中，他的杰作是1953年首次出版的《疼痛管理》[40]，随后又出版了许多版本。他1957年发表的论文《硬膜外阻滞：3637例病例的分析和回顾》[41]，至今仍是对硬膜外麻醉

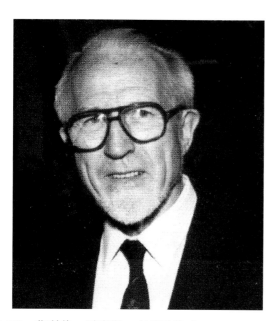

图1.13 菲利普·雷克斯·布罗马格（*Philip Raikes Bromage*，1920—2013）（来源Douglas（2013）IJOA 22:272，已获得授权）

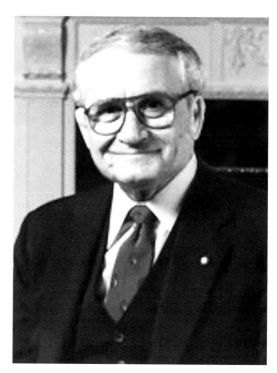

图1.14 约翰·约瑟夫·博尼卡（*John Joseph Bonica*，1917—1994）

技术在所有方面阐述得最出色、最深入、最详尽的著作之一。

博尼卡（Bonica）追溯了既往分娩镇痛的合理的、可重复的和有效的方法。他尝试了各种不同痛觉通路的神经阻断方法，包括颈椎旁、节段性硬膜外、尾部和经骶部阻滞。进一步完善了克莱兰的前期工作，对传递分娩疼痛的神经通路的认识。他证明了，宫颈上部和子宫下段是感觉传入神经伴随交感神经，由子宫和宫颈神经丛，下、中、上腹腔神经丛和主动脉神经丛支配。

在他的《产科镇痛和麻醉原理与实践》（1967和1995）[42-43]中，他根据自己的丰富经验，全面详尽地描述了硬膜外阻滞技术在分娩镇痛中的应用方式，至今仍然是每位产科麻醉医师的主要参考资料。

（李学涵译，欧瀚文校）

参考文献

[1] Corning J L. Spinal anaesthesia and local medication of the cord. N Y Med J. 1885, 42:483–485.

[2] Corning J L. Local anesthesia. New York: Appleton, 1886.

[3] Bier A. Versuche uber Cocainisirung des Ruckenmarks. Deutsche Zeitschrift fur Chirurgie. 1899, 51:361, translated in the "classical file" survey of Anesthesiology 1962, 6: 352.

[4] Corning J L. Pain in its neuro-pathological diagnos- tic, medico legal, and neuro therapeutic relations. Philadelphia: JB Lippincott, 1894.

[5] Quinke H I. Die Lumbarpunction des Hydrocephalus. Berl Klin Wochenschr. 1891, 28:929–31.

[6] Sicard A. Les injections mèdicamenteuses extra dura- les par voie sacro-coccygienne. C R Soc Biol Paris. 1901, 53:396.

[7] Cathelin F. Une nouvelle voie d'injection rachidienne; Méthodes des injections épidurales par le procédé du canal sacré. Applications àl'homme. C R Soc Biol. 1901, 53:452–3.

[8] Stoekel W. Uber sakrale Anasthesie. Zentralblatt fur Gynekologie. 1909, 33:1–15.

[9] Doughty A. Walter Stoeckel (1871-1961). A pio- neer of regional analgesia in obstetrics. Anaesthesia. 1990, 45:468–71.

[10] Farr RE. Sacral anesthesia. Arch Surg. 1926, 12:715–26.

[11] Sicard J A, Forestier J. Mèthode radiographiquera- tion de la cavitè èpidurale par le lipiodol. Rev Neurol. 1921, 137:1264–6.

[12] Pagès F. Anesthesia metamerica. Rev Esp Chir. 1921, 3:3–30.

[13] Pagès F. Anesthesia metamerica. Rev Sanid Mil. 1921, 11:351–96.

[14] Dogliotti AM. Trattato di Anestesia. Torino: UTET, 1946: 459.

[15] Dogliotti A M. Un promettente metodo di aneste-sia tronculare in studio: la rachianestesia peridurale segmentaria. Bollettino della Società Piemontese di Chirurgia. 1931, I:385–99.

[16] Dogliotti A M. Research and clinical observations on spinal anesthesia with special reference to the peridu-ral technique. Anesth Analg. 1933, 12:59–65.

[17] Dogliotti A M. Trattato di Anestesia-Narcosi-Anestesia Locali, Regionali, Spinali. Torino: UTET, 1935.

[18] Dogliotti A M. Anesthesia narcosis, local, regional, spinal. Chicago: SB Debour, 1939.

[19] Aldrete J A, Auad O A, Gutierrez V P, et al. Alberto Gutierrez and the hanging drop. RAPM. 2005, 30:397–404.

[20] Gutierrez A. El valor de la aspiracion liquida en el espacio epidural en la anestesia peridural. Dia Medico. 1933.

[21] Gutierrez A. Valor de la aspiracion liquida en el espa- cio peridural, en la anestesia peridural. Rev Cirugia. 1933, 12:225–7.

[22] Gutierrez A. Anestesia extradural. Buenos Aires: Imprenta; 1938.

[23] Odom C. Epidural anesthesia. Am J Surg. 1936, 34:547–58.

[24] Graffagnino P, Syler K W. Epidural anesthesia in obstetrics. Anesth Analg. 1939, 18:48–51.

[25] Dawkins M. The identification of the epidural space. Anaesthesia. 1963, 18:66–77.

[26] Aburel E. L'anesthèsie locale (prolongèe) en obstètrique. Bulletin de la Sociètè d'Obstètrique et Gynècologie de Paris. 1931, 20:35–27.

[27] Curelaru I, Sandu L. Eugen Bogdan Aburel. The pio- neer of regional anesthesia for pain relief in child- birth. Anaesthesia. 1982, 37:663–9.

[28] Aburel E. La topographie et le mecanisrne des doul- erus de l'acouchement avant la periode d'expulsion. Comptes Rendus de la Sociète de Biologie de Paris. 1930, 15:902–4.

[29] Aburel E. Contribution à l'etude des voies nerveuses sensitives de I'uterus. Comptes Rendus de la Sociète de Biologie de Paris. 1930, 25:297–9.

[30] Cleland J P G. Paravertebral anaesthesia in obstetrics. Experimental and clinical basis. In: Survey of anes-thesiology (1981). 1933, 25:341–353.

[31] Lemmon W T. A method for continuous spinal anes- thesia. Ann Surg. 1940, 111:141–4.

[32] LemmonW T. Continuous spinal anesthesia. Observations on 2000 cases. Ann Surg. 1944, 120:129–42.

[33] Hingson R A, Edwards WR. Continuous caudal anal- gesia. JAMA. 1943, 123:538–46.

[34] Martini J, Bacon D R, Vasdev G M. Edward Tuohy: the man, his needle, and its place in obstetric analgesia. RAPM. 2002, 27:520–3.

[35] Martinez Curbelo M. Anestesia peridural continua segmentaria con cateter ureteral utlizando la aguja de Tuohy caliber 16 con punta de Huber. Reunion Anual de Cirujanos Cubanos. La Havana, Enero 26. 1947.

[36] Aldrete J A, Cabrera H S, Wright A J. Manuel Martinez Curbelo and continuous lumbar epidural anesthesia. Bull Anesth Hist. 2004, 22:4–8.

[37] Flowers C E, Hellman L M, Hingson R A. Continuous peridural anesthesia and analgesia for labor, delivery and cesarean section. Curr Res Anesth Anal. 1949, 28:181–9.

[38] Bromage P R. Spinal epidural analgesia. London: Livingstone, 1954.

[39] Bromage P R. Epidural analgesia. Philadelphia: Saunders, 1978.

[40] Bonica J J. Management of pain. Philadelphia: Lea & Febiger, 1953.

[41] Bonica J J, Backup P H, Anderson C E, Hasfield D, Crepps W F, Monk B F. Peridural block: analysis of 3,637 cases and a review. Anesthesiology. 1957, 18:723–84.

[42] Bonica J J. Principles and practice of obstetric analgesia & anesthesia. Philadelphia: F A Davies, 1967.

[43] Bonica J J, McDonald J S. Principles and practice of obstetric analgesia & anesthesia. Philadelphia: Williams and Wilkins, 1995.

第2章　腰段硬膜外区域的解剖
Anatomy of the Lumbar Epidural Region

在进行操作前，必须熟知腰椎椎体及附件的解剖结构，以便在腰椎穿刺时对针头的走向有一个概念。

黄韧带是参与硬膜外麻醉的最重要结构之一。阻力消失技术（Loss of Resistance Technique，简称LORT）是识别黄韧带的关键，LORT依赖于针头前进和液体注入时黄韧带引起的独特阻力。当硬膜外针在腰部以正中入路推进时，首先遇到的较小阻力是由于棘上韧带的密度所致，接着当针最终通过松弛的棘间韧带推进时，感觉没有阻力。因此，对这两条韧带的了解也是进行硬膜外技术的关键。

对于了解局麻药液在硬膜外腔的扩散，椎间孔的解剖结构非常重要，因为它代表了椎管和周边的通道。硬膜外脂肪的分布和硬膜外静脉的位置是成功进行每项硬膜外技术所必需的基本背景。不同组织层的显微结构可以帮助更好地理解操作失败和并发症的机制。

构成了椎管，椎管内有硬膜囊，硬膜囊内则有脊髓和神经根、表层覆盖物和血管。一系列成对的外侧椎间孔允许椎管内腔和椎旁软组织之间的交流，并允许脊神经和其相关血管在相邻的椎体之间通过。成人椎体由33个椎节组成，每个椎节（除前两个颈椎外）都由一个纤维软骨椎间盘，将与之相邻的椎节分开。椎体的通常数量是7个颈椎、12个胸椎、5个腰椎、5个骶椎和4个尾椎，总长度约为70（男性）cm/60（女性）cm。椎体是独立的单元，这赋予了椎体的柔韧性。两个椎体之间的关节是纤维软骨型，椎弓之间的结合是韧带型，而关节突之间的关节是滑膜型。在成年人中，椎体有4个弯曲，改变了躯干的横截面轮廓。颈椎曲线是脊柱前曲（前凸），不太明显。胸椎曲线是脊柱后曲（背凸），从第2胸椎延伸到第11～12胸椎；腰椎曲线也是脊柱前曲，在女性和怀孕时幅度更大，从第12胸椎延伸到腰骶角。骨盆曲线呈下凹状，包含骶骨和尾椎。

2.1　脊柱

椎体是一个由单个骨骼或椎体组成的弯曲的连接体。其功能是支撑躯干，保护脊髓和神经，并为肌肉提供附着物。

一系列连续的椎体孔穿过关节椎体后方，

2.2　腰椎

腰椎的解剖结构及其附着物应被熟知，以便在腰椎穿刺时对针的走向有一个概念。一个典型的椎体是由一个小体组成的，小体能承担重量，形成由椎弓根和椎板组成的拱形基础，在侧面和

© Springer Nature Switzerland AG 2020 1
G. Capogna, *Epidural Technique In Obstetric Anesthesia,*
https://doi.org/10.1007/978-3-030-45332-9_2

后方围绕并保护脊髓（图2.1）。这些椎弓根有7个突起。有两个横突和一个棘突共3个突起，用于连接肌肉和韧带，还有2个上突和2个下突共4个关节突，与相邻两个椎体的椎弓突相衔接。

5个腰椎的特点是体积大，没有肋骨切面和横突。呈肾形，横向较宽，前面较深。椎体平坦的关节面由透明软骨覆盖，与纤维软骨的椎间盘非常牢固地结合在一起，这种结合由贯穿整个椎体的前后纵向韧带加强。椎弓根很短，与关节突一起构成椎间孔的边界。脊柱棘突几乎是水平的，呈四角形，并沿其后部和下部的边界增厚。横突细而长。关节面相互凹陷（上）和凸起（下），允许弯曲、伸展、侧弯和一定程度的旋转。椎间孔很小，当椎体伸展时呈三角形。底部由下层椎体的椎板上缘和上面椎体的下层关节突的内侧形成。在屈曲过程中，下关节突向上滑动，层间孔扩大并呈菱形，因为下面椎体的上关节突的内侧边界现在形成了孔的下侧边界（图2.2）。脊柱间孔由黄韧带封闭。

2.3 黄韧带

黄韧带是参与硬膜外麻醉的一个重要结构。它的识别对阻力消失技术（LORT）至关重要，该技术依赖于黄韧带引起的对针头前进和液体注入的独特阻力。

黄韧带呈长方形/梯形，高13～20mm，宽12～22mm，其厚度可能在3～5mm[1]（图2.3）。黄韧带在胚胎期由左、右两部分组成，在成年后通常在中线上融合。中线融合的程度因人而异，因椎体高度而异，中线缺口在颈椎和高胸区更为常见。然而大约20%的病例中，黄韧带中线缺口也可能出现在腰部，特别是在L1和L2水平之间[2]（图2.4）。黄韧带在椎管内连接相邻椎体的层板。它们从一个椎板的前部和下部到下面椎板的后部和上部。它向外侧延伸至椎间孔并与关节囊融合。这里的小孔为静脉提供通道。后方与脊柱肌（多发肌）接壤，在中线上，两片黄韧带相遇，与脊柱间韧带的深层纤维连续。在前面，它

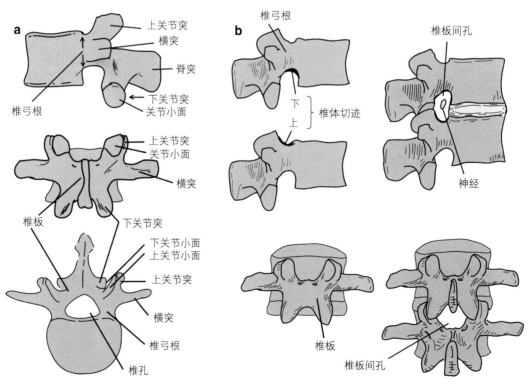

图2.1 （a、b）腰椎解剖

图2.2 椎体伸展或屈曲时，椎间孔的尺寸和形状

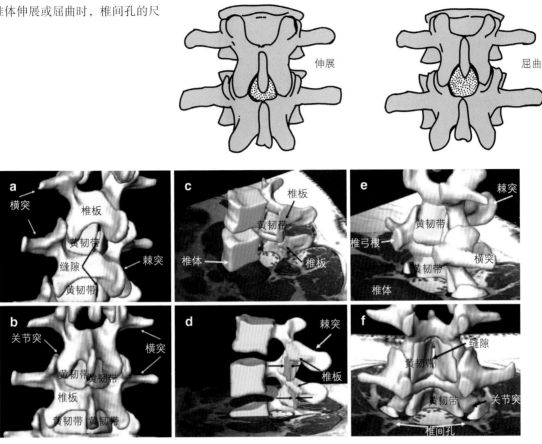

图2.3 人体腰椎黄韧带（LF）三维重建。（a）后侧位面。（b）后视图。（c,d）侧视图（矢状面）。（e）前侧视。（f）前视图（来自[3]，已获得授权）

图2.4 相邻椎板之间的成对黄韧带解剖（摘自Reina等.（2015）区域麻醉和疼痛医学功能解剖图集。已获得Springer授权）

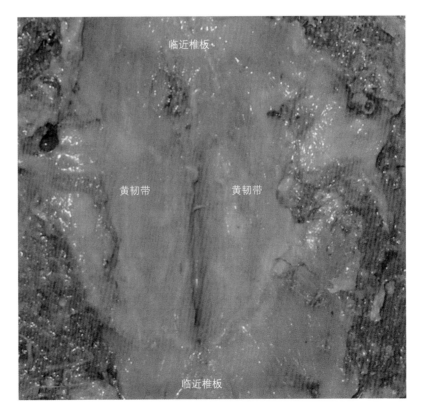

们被脂肪或疏松结缔组织的混合物所包围（"硬膜外腔"）。同一椎间隙的黄韧带上缘向内侧连接，形成一个超过90°的角，向上开口。内侧表面形成一个小于90°的角，向硬膜外腔开放，顶点与棘突间韧带合并。

近年，有研究通过使用尸检样本和正常人体的磁共振成像，对黄韧带与棘突、横突、关节突和硬膜囊的区域关系进行了回顾[3]。在三维重建中，黄韧带从尾椎上缘的外侧面到颅椎下缘的内侧面。韧带的下侧和外侧部分与椎体旁的肌肉接触。内侧边界到达棘突，外侧边界向椎间孔延伸并与关节面的关节囊合并。在硬膜外腔的最外侧没有硬膜外脂肪的地方，黄韧带直接接触硬膜囊（图2.5a，图2.5b）。主要的组织是黄色的弹性组织（"flavus"在拉丁语中是"黄色"的意思），其几乎垂直的纤维从一个片状体的前下表面下降到下面片状体的后表面和上边缘。这种高含量的弹性纤维和白蛋白纤维以及弹性纤维与胶原纤维的有利比例（2∶1）使这种韧带具有弹性特性[4,5]。

黄韧带在腰部最厚、最强，因为它们的作用是在脊柱屈曲时阻止椎板的分离，防止突然的限制，也帮助屈曲后恢复直立姿势，保护椎间盘不受伤害。当脊柱屈曲时，黄韧带被拉伸并储存机械能，在脊柱伸展时重新获得能量。细小的自由纤维神经末梢支配着该韧带的最外层，很可能与姿势控制有关。黄韧带的厚度可能随椎体水平、体重指数、椎间盘突出和年龄而变化[6]。此外，即使在单个椎间隙内，其厚度也不均匀，如果背部屈曲良好，韧带过度拉伸，其厚度很可能也会减少。最后，评估其厚度的方法（尸体研究、磁共振、计算机断层扫描或活体超声研究）也可能影响精确测量[7]。

2.4 棘间韧带与棘上韧带

当硬膜外针在腰部以正中方式进针时，首先遇到的小阻力是由于棘上韧带的密度，然后当

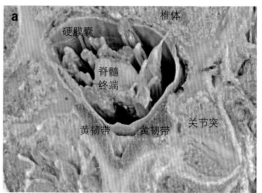

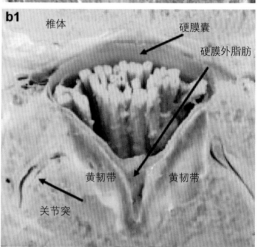

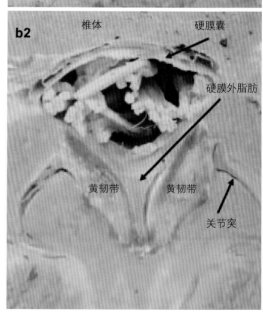

图2.5 （a）人腰椎L1椎体水平横切面。LF黄韧带（来自[3]，已获得授权）。（b）人腰椎L3椎段横切面，LF黄韧带（来自[3]，已获得授权）

穿刺针最终通过松弛的棘间韧带时，会感觉没有阻力。

棘间韧带很薄，几乎是膜状的，连接相邻的脊柱，因为它们的连接点从每个脊柱的根部延伸到顶点。它们与前面的黄韧带和后面的棘上韧带相遇。这些韧带在腰部很厚，呈四边形。其腹侧部分可被视为黄韧带的后方延伸，包含一些弹性纤维。中间部分是主要成分，是纯粹的胶原蛋白。背部也是胶原蛋白，其纤维与棘上韧带和多裂肌的内侧肌腱延续。

棘上韧带通常被描述为一条强有力的纤维索，它连接着从C7到骶骨的棘突顶端，在腰部水平更厚更宽（图2.6）。然而，有证据支持将棘上韧带和棘间韧带定义为沿胸椎和腰椎长度方向由

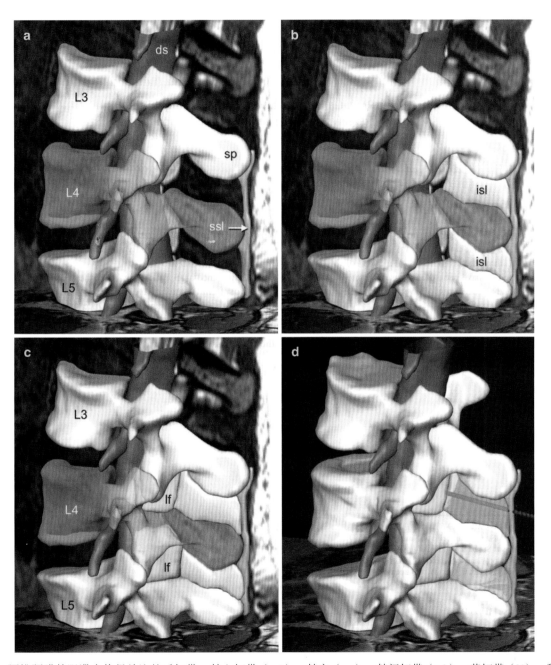

图2.6 腰椎硬膜外阻滞中值得关注的后韧带。棘上韧带（ssl）、棘突（sp）、棘间韧带（isl）、黄韧带（lf）、硬膜囊（ds）。由轴向（a～d）和矢状（a～c）T2加权参考图像构建的3D模型（来自Reina等.（2015）区域麻醉和疼痛医学功能解剖学图集。已获得Springer授权）

肌肉肌腱和腱膜组合而成的结构，其结缔结构存在区域差异[8]（图2.7和图2.8）。

胸腰部筋膜后层和胸长肌的中线附着物与多裂肌筋膜构成了腰部棘上韧带和棘间韧带的主要致密结缔组织成分。在胸腔区没有发现棘间韧带，而在腰部，胸腰部筋膜后层与其他肌腱插入相接处，棘间韧带成为可识别的独立解剖实体。棘间韧带和棘上韧带结缔组织结构中，纤维方向的广泛差异可以与其生物力学功能一起被解释为限制屈曲。韧带内结缔组织纤维的多向性表明它们能够在多个方向传递负荷。

由于它们都起源于相同的结缔组织（胸腰部筋膜、胸长肌和多裂肌筋膜），因此在腰椎水平上，很难将棘上韧带和棘间韧带视为一个独立的实体。年轻女性棘上–棘间复合体的平均深度在24～30mm[9]。

2.5　肌肉

在硬膜外旁路技术的情况下，针头避开棘上和棘间韧带，到达黄韧带，穿透棘旁肌肉:竖脊肌和多裂肌。

竖脊肌（骶棘肌）位于椎体的两侧。它形成一个大的肌腱团，在不同的水平上有不同的大小和成分。在腰部和骶部水平，当它接近其附件时，它变窄并成为肌腱。在上腰区，它扩大形成三根"柱子"（髂腹肌、长肌和脊柱肌）。它产生于一个大的肌腱的前表面，该肌腱与骶骨正中

图2.7　（a）斜方肌（双箭头内）和胸腰筋膜后层（单箭头）沿喙侧（r）至尾侧c方向形成腰棘上韧带。（b）L3层水平切片。由胸腰筋膜后层形成的棘上韧带。胸长肌（lt）和多裂肌（m）与棘突（sp）侧向相连。（c）L1–L2水平切片。胸腰筋膜后层、多裂肌和胸最长肌对棘间韧带的贡献。棘间韧带与黄韧带（lf）和颧突关节囊（za）合并（条形标尺=4mm）（来自[8]，已获得授权）

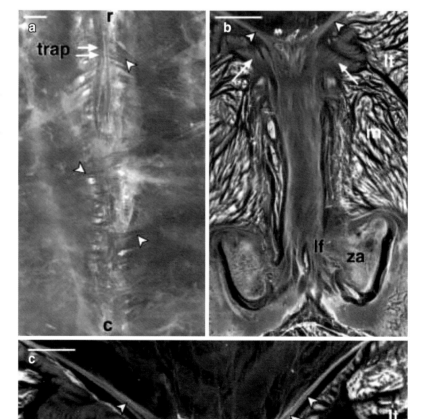

图2.8　（a）L3层水平切片。结缔组织纤维定位于棘上韧带并附着于棘突（sp）。前向（单虚线箭头）、斜向（双虚线箭头）和水平方向（三虚线箭头）的纤维清晰可见。来自胸长肌（lt）和多裂肌（m）的胸腰筋膜后层（单箭头）的共同附着（单箭头）。（b）L5水平的水平切面。从胸腰部筋膜后层交叉的结缔组织纤维（双箭头）在竖脊肌腱膜的浅层可见。多裂肌与棘间韧带融合，附着在棘突上（条形标尺＝4mm）（来自[8]，已获得授权）。

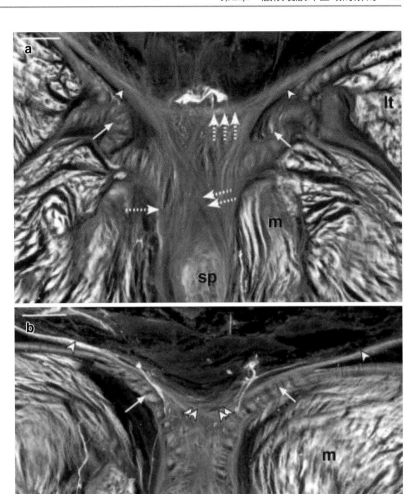

和外侧以及腰椎和第11和第12胸椎的棘突及其上韧带相连。这块肌肉有许多功能，如背伸、背侧屈和旋转。

多裂肌是一种多羽肌，是位于棘突外侧的最内侧的脊柱旁肌肉[10]。其纤维与竖脊肌连续，其腱膜有助于形成棘间韧带和棘上韧带（图2.8）。其功能是在横向平面上稳定腰椎。

2.6　椎间孔及其韧带

掌握椎间孔的解剖结构对了解局麻药液在硬膜外腔的扩散很重要，因为它代表了椎管和周围的门道。该孔的边界由两个可移动的关节组成，即腹侧的椎间关节和背侧关节突关节，它基本上是一个大的骨质孔，供结构物质通过。椎间孔传递脊柱神经、脊柱动脉和静脉、脑膜返流神经和淋巴管。椎间孔有韧带穿过其开口，其形态从L1到L5可能有所不同。它们对椎间孔的神经血管结构起着保护和组织作用[11, 12]。它们可被划分为内部韧带、椎管内韧带和外部韧带，它们的排列使椎间孔被分割成较小的隔间，供脊髓动脉、脊神经腹侧支、脑膜返神经和节段动脉的通过，供脊神经背侧支及其伴随血管通过，还有一个隔间供静脉通过（图2.9）。

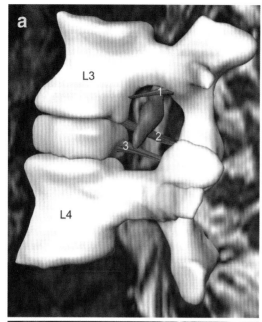

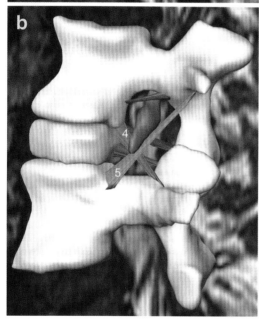

图2.9 主要的椎间孔韧带（一组胶原凝结物分隔椎间孔）。（a）深层和中层：（1）斜上层，（2）中经孔层，（3）斜下层。（b）浅层：（4）上横体和（5）下横体（摘自Reina等.（2015）区域麻醉和疼痛医学功能解剖图集。已获得Springer授权）

硬膜外脂肪包绕着每根神经根，贯穿神经根到椎间孔的整个过程。神经根一旦位于椎间孔内，通常会结合成脊神经。在脊神经形成之前可见背根的小扩张。这种扩张称为背根神经节（DRG），它包含感觉神经元的细胞体。在腰椎水平，DRG位于椎间孔的解剖边界内，通常在椎间孔的正下方。

2.7 硬膜外间隙

紧邻硬膜外的是硬膜外腔，它从大孔延伸到骶骨裂隙。硬膜外腔部分是真实的，里面充满了脂肪组织、神经根、静脉、动脉和淋巴管；部分是虚拟的，硬膜囊位于椎体、椎弓根、板层和黄韧带上[13,14]。

2.7.1 硬膜外脂肪

硬膜外脂肪是硬膜外腔的主要组成部分，决定了硬膜外腔的形状，具有异构和不连续的形态，主要位于神经根套管周围的后方和外侧区域（图2.10）。神经套管是硬脑膜、蛛网膜板和软脑膜的外侧延伸，它包裹着神经根，穿过硬膜外间隙到达椎间孔，并包裹着位于椎间孔内的背根神经节。

硬膜外脂肪的代谢相对不活跃，它不是一个简单的空间填充组织。结缔组织束比皮下脂肪少且薄，有组织的滑动间隙（图2.11）。这些裂缝是硬膜外脂肪[15]所特有的。这一组织学特征，加上很少与骨性结构粘连的事实，表明后部硬膜外脂肪在硬膜囊后表面和椎弓前表面之间起着滑动结构的作用，保护硬膜囊及其组成部分免受椎体运动引起的撞击、减速和旋转力的影响。因此，后部硬膜外脂肪似乎是脊柱单元的一个功能部分。通常认为，硬膜外脂肪还可以作为注射到硬膜外腔的亲脂性药物的储存地，但对于它如何影响注射液的动力学却知之甚少。

硬膜外脂肪在颈椎、胸椎、腰椎和骶椎有不同的分布，这种分布沿着每个椎体水平保持不变。在颈椎水平，它几乎没有；在胸椎区域，它形成一个宽阔的后带，在椎间盘附近较厚。在腰椎水平，硬膜外脂肪在前方和侧方形成两个独立

图2.10 人体硬膜外脂肪三维重建。后视图（a）和侧视图（b）（摘自Reina et al.（2015）区域麻醉和疼痛医学功能解剖图集。已获得Springer授权）

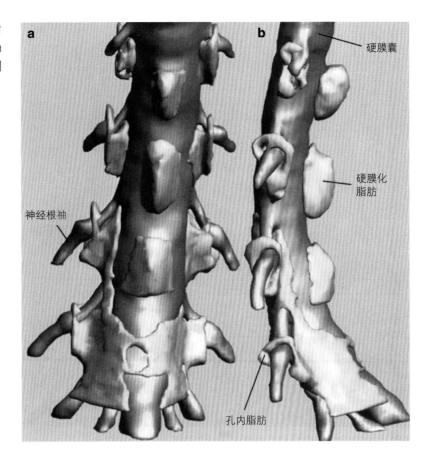

图2.11 硬膜后脂肪轴向切面（×680）。脂肪细胞在大小和形状上是均匀的，结缔组织很少。而在皮下脂肪中，脂肪细胞的大小和形状是可变的，结缔组织较大。A前方靠近硬膜囊，P后侧，R右侧靠近右侧黄韧带，L左侧靠近左侧黄韧带（来自[15]，已获得授权）

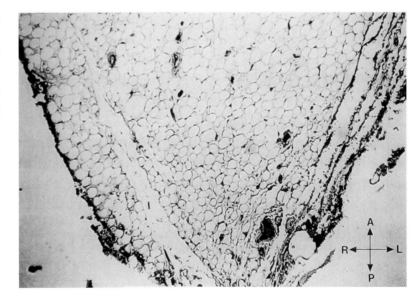

的、不相连的结构（侧方和椎间孔脂肪）。在骶骨水平，其后部的硬膜外脂肪体积最大（图2.12）。硬膜外脂肪从一个椎板的下方朝头侧和尾侧延伸至相邻椎板的上方，并向外侧方向延伸至关节突和黄韧带的交汇点（后硬膜外腔）。它还填充了椎弓和椎间孔之间的空间，包裹着神经根的套管（外侧硬膜外腔）。在腰部，后侧硬膜外脂肪的体积从L1-2增加到L4-5。该脂肪的平均高度为16~25mm，宽度从6mm到13mm逐渐增加[16]。

图2.12　人体硬膜外脂肪三维重建。椎体间硬膜外脂肪的侧位（a）、前位（b）和斜位（c）视图。无椎骨硬膜外脂肪的前部完整视图（d）（摘自Reina等.（2015）区域麻醉和疼痛医学功能解剖学图集。已获得Springer授权）

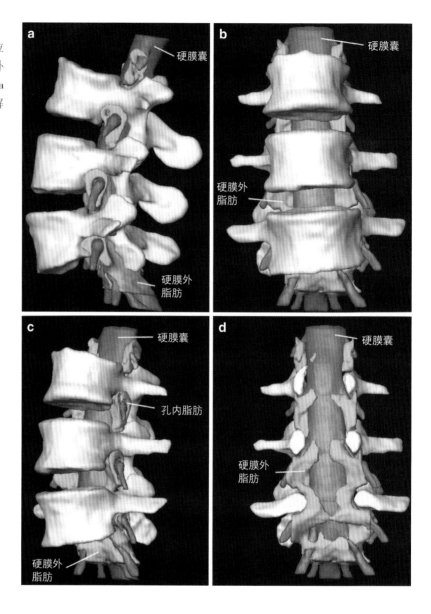

硬膜外前腔可被视为一个独立的腔室，定义为纤维结缔带（Hofmann韧带），它与后纵韧带牢固连接，并将其前部固定在椎体的后部表面。这种韧带的排列表明它们在稳定和固定硬膜囊方面起着支持和保护作用，并由此将脊髓和脊神经固定在骨质椎管内[17]。这种韧带的存在形成了两个内侧腔，其中包括前部和内侧静脉丛（共同接受椎弓根静脉），以及两个外侧腔，接受前部纵行静脉。内侧和外侧腔的内容物在这两个腔室之间自由通过。外侧腔与椎管相连，背侧进入硬膜外后侧间隙[18]。硬膜外麻醉的满意度可能不受背侧硬膜外韧带的解剖排列的影响，因为硬膜外腔的

麻醉剂的主要目标是神经套管。

包含在硬膜外腔中并通过脊柱孔的结构包括神经根套管、淋巴管、节段动脉的脊柱分支以及椎体内外静脉丛的交通静脉。所有这些结构都被脂肪组织和纤维韧带所包围，这些纤维韧带将神经根套管固定在骨头上。在腰椎水平，椎间孔的头尾直径为19～21mm，前后直径从9～11mm（上方）到7～9mm（下方）不等。在此水平，脊神经位于椎间孔的上三分之一处，神经根束内的神经根的大小在神经节周围的直径为5～6mm至10～12mm[19]。

2.7.2　神经根和神经根套管

神经根在前外侧和后外侧沟离开脊髓。它们在腰部数量最多，并连接成前根（来自6~8个前根根丝）和后根（来自8~10个后根根丝）。前根（腹侧）主要包含来自前部和侧部脊柱灰柱的传出纤维。在胸椎和腰椎水平，它们也携带来自侧角的节前交感神经纤维。后根（背根）含有位于背根神经节的神经元向心突。在硬膜外腔内，脊神经根被硬膜和蛛网膜层的侧向延伸所包围：硬膜囊套管。脊神经套管的显微形态与硬膜囊中的硬膜下腔室相似，提示过渡性软脑膜细胞结构可能与硬膜下腔室、蛛网膜和脊膜细胞等部位的神经上皮细胞共享。不仅是脊神经套管周围的外侧硬膜外脂肪，位于套管内、轴突旁边的脂肪（脂肪细胞），也会影响硬膜外腔注射药物的吸收和分布[20]（图2.13）。

2.7.3　椎内静脉丛、硬膜外动脉、淋巴管

椎内静脉伴随着脊神经通过椎间孔，从位于硬膜外间隙内的椎内静脉丛中引流血液（图2.14）。椎管内静脉丛也被称为硬膜外静脉丛或Batson静脉丛，主要位于硬膜外间隙的前部。该静脉丛不仅从脊髓排出血液，而且还通过大的椎体基底静脉从椎体排出血液，由几条前后纵向和相互连接的血管组成。在腰部水平，椎后静脉似乎发育不全或发育不良[21]。

椎内静脉丛的静脉不含瓣膜，因此，引流方向取决于姿势和呼吸。当颈部颈静脉受压、下

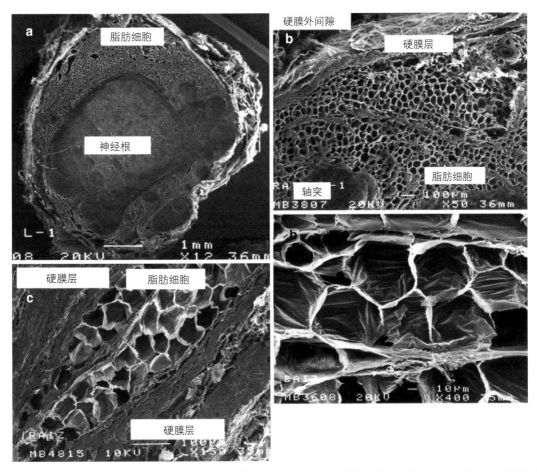

图2.13　脊神经根套管。（a）神经根套管完整视图（横切）。（b，c）硬膜层和脂肪细胞。（d）样本显示脂肪细胞切成两半。扫描电子显微镜（×12~×400）（来自[20]，已获得授权）

图2.14　椎体和硬膜外静脉系统

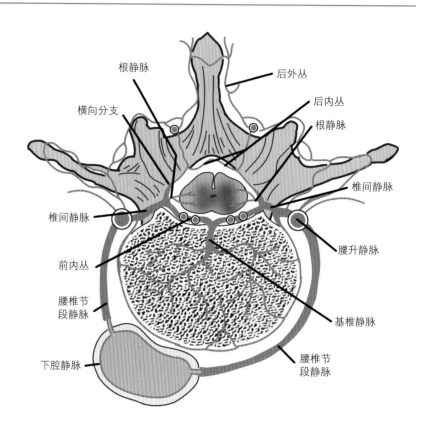

根静脉

后外丛

横向分支

后内丛

根静脉

椎间静脉

椎间静脉

腰升静脉

前内丛

腰椎节
段静脉

基椎静脉

下腔静脉

腰椎节
段静脉

腔静脉血流受阻、胸腔内或腹腔内压力增加时，椎内静脉丛提供了一条备用的静脉回流途径。下腔静脉的阻塞，如在妊娠期，会使一部分来自腿部和盆腔结构的静脉回流转入椎体静脉系统，该系统由三个自由交流的无阀网络组成：椎体内静脉、椎体旁静脉和硬膜外静脉丛。其中，硬膜外静脉丛的充血预计会减少硬膜外和蛛网膜下腔的有效容量。这些减少的空间被认为是妊娠引起的区域麻醉增强的原因之一。

位于脊柱腰椎部的硬膜外动脉是髂腰动脉的分支。这些动脉存在于间隙的外侧区域，因此通常不会受到硬膜外针推进的威胁。硬膜外间隙的淋巴管集中在硬膜根区域，在那里它们可以清除蛛网膜下腔和硬膜外间隙的微生物等异物。

2.8　硬膜囊

硬膜囊环绕着椎体内部的脊髓。它将硬膜外腔与蛛网膜下腔分开，在第二骶椎处结束（图2.15）。硬脑膜是硬膜囊的最外层，占总厚度的90%。这种纤维结构为脊髓及其神经元素提供机械保护。硬膜囊内部的10%是由蛛网膜层形成的，它是一个细胞层，几乎不增加额外的机械阻力。在腰部，硬膜囊的平均厚度为0.3mm。

2.8.1　硬脑膜

硬脑膜膜是包围脊髓的最外层的脑膜。它附着在枕骨大孔的周围，以及第二和第三颈椎体的后表面。在第二骶椎的水平上，它覆盖终丝并向下延伸至尾骨的后方，在那里与骨膜融合。

在脊髓层面，硬脑膜由胶原纤维组成，厚$0.1\mu m$，朝向不同方向，约有80个同心层，每个约$5\mu m$厚，由较薄的层（亚单位）组成，主要包含胶原纤维（图2.16）。胶原蛋白纤维不穿过不同的硬脑膜层。胶原纤维的方向不同，但总是在硬脑膜层的同心平面内。弹性纤维较少，直径为$2\mu m$，其表面比胶原纤维粗糙[22]。

图2.15 人硬膜囊和神经根套管。腰椎水平的后表面（来自Reina等（2015）区域麻醉和疼痛医学功能解剖图集。已获得Springer授权）

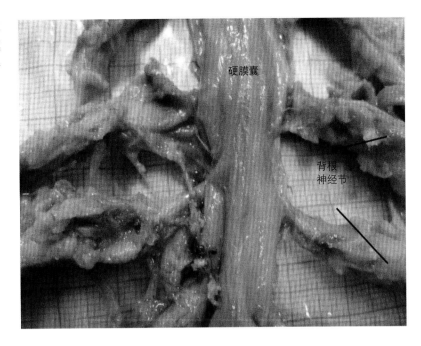

图2.16 人硬脑膜。（a）全厚度（×300）。（b）4个硬膜层厚度的细节（×4000）（来自Reina等（2015）区域麻醉和疼痛医学功能解剖图集。已获得Springer授权）

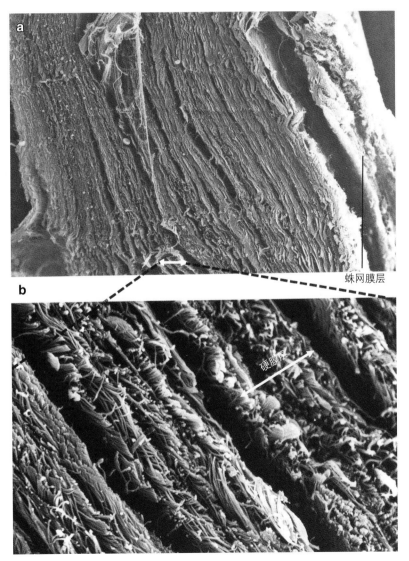

2.8.2　蛛网膜层

在过去，蛛网膜被定义为与硬脑膜内表面接触但不粘连的细层，由所谓的硬膜下间隙分隔。这一概念现在已被修改[23]。蛛网膜层（图2.17）是一层半透膜，对穿过它的物质起着屏障作用。它的厚度为30~40μm，由细胞在特定的膜交界处紧密结合。从膜的外侧向内侧可以观察到四个分化良好的结构。①由神经上皮细胞构成的最外层区域（硬膜边缘或硬膜下腔）。②胶原纤维，占总厚度的40%~50%。③蛛网膜细胞层，由四个或五个细胞平面紧密连接在一起，并受基底膜限制，限制物质的通过。④与脑脊液直接接触的最内层区域，是由网状或小梁状蛛网膜形成。这一层为每个神经根和脊髓提供管状结构（蛛网膜鞘）的形状（图2.18）。这种蛛网膜网络在一定程度上限制了神经根的运动，将每个神经根固定在硬膜囊内的位置。如果脊髓针不慎进入鞘内，

图2.17　剖开马尾水平硬膜囊。蛛网膜呈现为半透明的膜（来自[24]，已获得授权）

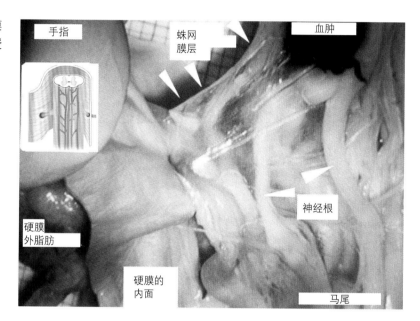

图2.18　蛛网膜小梁。4根脊神经根及其蛛网膜鞘的细节。扫描电子显微镜（×100）（来自Reina等（2015）区域麻醉和疼痛医学的功能解剖图集。已获得Springer授权）

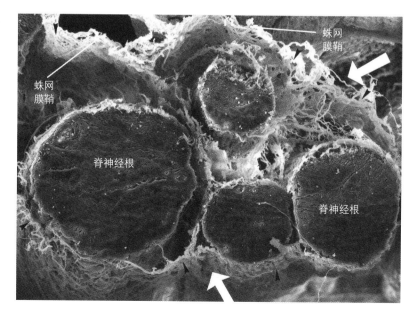

图2.19 硬脑膜层下方的硬脑膜–蛛网膜界面（硬脑膜的最内部分）。硬脑膜–蛛网膜界面充满了神经上皮细胞和非晶体物质。透射电子显微镜（5000）（来自[24]，已获得授权）

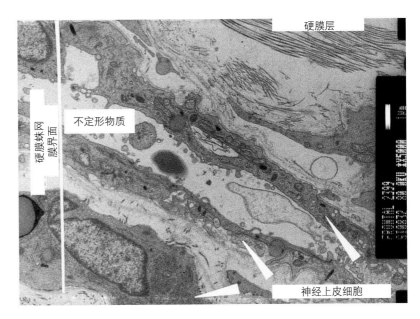

并将局部麻醉药液注入其中，这些鞘可能是导致脊髓麻醉部分或全部失败的原因。在这种情况下，局部麻醉药液会以不正常或不完全的方式扩散，沿着单个神经根扩散，而不是均匀地扩散到硬膜囊内的所有神经根。

2.8.3　硬膜下和硬膜内空间

超微结构研究表明，硬脑膜和蛛网膜之间没有间隙[24]。在最后的硬膜层和蛛网膜层之间有一个由神经上皮细胞组成的组织，周围是非晶态的物质（图2.19）。这层薄薄的组织很容易被撕裂，神经细胞之间的低内聚力可能会促进最小裂缝的扩大，从而产生硬膜下腔隙。因此，所谓的硬膜下间隙并不像以前认为的那样是一个潜在的空间，而只是由于创伤和组织损伤在脑膜内形成裂缝而产生的。

硬膜内间隙也是一个假想空间[25]，与硬膜层同心并平行，在某些情况下可能因针头或导管插入而意外产生，可能是由硬膜分层而非其撕裂而形成。

（段晨阳译，朱稀雯校）

参考文献

[1] Zarzur E. Anatomic studies of the human lumbar liga-mentum flavum. Anesth Analg. 1984, 63:499–502.

[2] Lirk P, Moriggl B, Colvin J, et al. The incidence of lumbar ligamentum flavum midline gaps. Anesth Analg. 2004, 98:1178–1180.

[3] Reina M, Lirk P, Sàncez A P, et al. Human lumbar ligamentum flavum anatomy for epidural anesthesia. Reviewing a 3D MR-based interactive model and postmortem samples. Anesth Analg. 2016, 122:903–907.

[4] Nachemson AL, Evans JH. Some mechanical proper-ties of the third human lumbar interlaminar ligament (ligamentum flavum). J Biomech. 1968, 3:211–214.

[5] Yahia L H, Garzon S, Strykowski H, et al. Ultrastructure of the human interspinous ligament and ligamentum flavum. A preliminary study. Spine. 1990, 15:262–268.

[6] Altinkaia N, Yldirim T, Demir S, et al. Factors associ- ated with the thickness of the ligamentum flavum: is ligamentum flavum thickening due to hypertrophy or buckling? Spine. 2011, 36(16):E1093–1097.

[7] Kolte V S, Kambatta S, Ambiye M V. Thickness of the ligamentum flavum: correlation with age and its asymmetry. A magnetic resonance imaging study. Asian Spine J. 2014, 9:245–253.

[8] Johnson G M, Zhang M. Regional differences within the human supraspinous and interspinous ligaments: a sheet plastination study. Eur Spine J. 2002, 11:382–88.

[9] Jang D, Seoungwoo P. A morphometric study of the lumbar interspinous space in 100 Stanford University Medical Center patients. J Korean Neurosurg Soc. 2014, 55:2661–2266.

[10] Lonneman M E, Paris S V, Gorniak G C. A morphological

comparison of the human lumbar multifidus by chemi- cal dissection. J Man Manip Ther. 2013, 16(4):E84–92. https://doi.org/10.1179/jmt2008.16.4.84E.

[11] Amonoo-Kuofi H A, El-Badawi M, Fatani J. Ligaments associated with lumbar intervertebral foramina. L1 to L4. J Anat. 1988, 156:177–183.

[12] Amonoo-Kuofi HA, El-Badawi M, Fatani J, et al. Ligaments associated with lumbar intervertebral foram- ina. The fifth lumbar level. J Anat. 1988, 159:1–10.

[13] Reina M A, Franco C D, Lòpez A, et al. Clinical impli- cations of epidural fat in the spinal canal. A scanning electron microscopic study. Acta Anaesthesiol Belg. 2009;60:7–17.

[14] Reina M A, Pulido P, Casteldo J, et al. Characteristics and distribution of normal human epidural fat. Rev Esp Anestesiol Reanim. 2006, 53:363–372. (in Spanish).

[15] Beaujeux R, Wolfram-Gabel R, Kehrli P, et al. Posterior lumbar epidural fat as a functional struc- ture? Spine. 1997, 22:1264–1269.

[16] Wolfram-Gabel R, Beaujeux R, Fabre M, et al. Histologic characteristics of posterior lumbar epidural fatty tissue. J Neuroradiol. 1996, 23:19–25.

[17] Wiltse L, Fonseca A, Amster J, et al. Relationship of the dura, Hofmann's ligaments, Baston's plexus and a fibrovascular membrane lying on the poste- rior surface of the vertebral bodies and attaching to the deep layer of the posterior longitudinal ligament: an anatomical, radiologic and clinical study. Spine.

1993, 18:1030–1043.

[18] Plaisant O, Sarrazin JL, Cosnard G, et al. The lum- bar anterior epidural cavity: the posterior longitudi- nal ligament, the anterior ligaments of the dura mater and the anterior internal vertebral plexus. Acta Anat. 1996,155:274–281.

[19] De Andrès J, Reina MA, Macès F, et al. Epidural fat: considerations for minimally invasive spinal injection and surgical therapies. JNR. 2011, 1:45–53.

[20] Reina MA, Villanueva MC, Machès Fet al. The ultra- structure of the human spinal nerve root cuff in the lumbar spine. Anesth Analg. 2008, 106:339–344.

[21] Gerhater R, St Louis EL. Lumbar epidural venography: review of 1200 case. Neuroradiology. 1979, 131:409–421.

[22] Reina MA, Dittmann M, López A, et al. New per- spectives in the microscopic structure of human dura mater in the dorso lumbar region. Reg Anesth. 2001, 22:161–166.

[23] Reina MA, Prats-Galino A, Sola RG, et al. Structure of the arachnoid layer of the human spinal meninges: a barrier that regulates dural sac permeability. Rev Esp Anestesiol Reanim. 2010, 57:486–492.

[24] Reina MA, De Leon Casasola O, Lòpez A, et al. The origin of the spinal subdural space: ultrastructure find- ings. Anesth Analg. 2002, 94:991–995.

[25] Collier CB, Reina MA, Prats-Galino A, et al. An anatomical study of the intradural space. Anaesth Intensive Care. 2011, 39:1038–1042.

第3章　硬膜外麻醉中麻醉药的分布
Distribution of a Solution in the Epidural Space

"许多变量决定了在硬膜外腔注射镇痛药物后神经阻滞会扩散多远。其中一些是患者内在的生理变量，一些是外在的技术变量和所用药物的属性"：菲利浦·布罗米奇（Philip Bromage）在1962年发表了他的奠基性论文"镇痛药在硬膜外腔中的扩散及其作用部位"[1]。在这本经典著作中，他认为硬膜外注射的药物扩散可以分为2个组成部分：①硬膜外腔内的扩散，取决于注射的体积、注射速度、姿势、年龄、身高等因素；②硬膜下和软膜下的扩散，可能与扩散系数、接触面积、浓度梯度和接触时间成正比。他发现，节段性扩散最终取决于硬膜外腔中可用于跨神经元扩散的镇痛药溶质的质量。他还观察到"适当质量的溶质可以以大量稀释液的形式呈现，在这种情况下，它将在硬膜外空间广泛传播，但扩散相对较差；或者可以作为非常小体积的浓缩物质的形式传播……在这种情况下，尽管由于使用了小体积的浓缩物而导致硬膜外扩散有限，但由于高浓度梯度，轴突扩散广泛。"布罗米奇教授的最终结论今天仍然有效："硬膜外注射的结果是许多不同力量的合力。如果其中任何一个异常微弱，或者另一个特别强，我们可以预测临床结果将偏离正常，我们结果的准确性将取决于我们是否能在明智的预期下选择适当的剂量。"

3.1　局部麻醉药的作用、神经阻滞药代动力学和理化性质

脊神经根被认为是硬膜外麻醉的主要作用部位[2,3]，尽管硬膜外给药也可能最终到达脊髓，穿过硬脊膜和脊神经根袖，扩散到神经根动脉并随后转运到脊髓（即使后两种机制已被质疑）[4]。脊髓膜是药物扩散的主要屏障，蛛网膜占药物通过脊膜扩散阻力的近90%。软脊膜具有紧密的细胞连接，也是一个障碍。局部麻醉药与神经纤维接触最早、最广的地方正是脊神经根穿过硬膜外腔，延伸至椎间孔的地方。沿着这条神经束，覆盖新生神经的膜最不牢固，可能有利于局部麻醉药的渗透。

脊神经根的大小也可能有助于确定局部麻醉药穿透的程度，从而影响麻醉效果。背神经根比腹神经根更大[3]。虽然较大的背神经根似乎更难被局部麻醉药穿透，但与单个较小的腹神经根相比，背神经根分成多束的特点为局部麻醉药穿透创造了更大的表面积（图3.1）。这一解剖学发现可能有助于解释硬膜外阻滞所观察到的感觉阻滞相对于运动阻滞的相对容易的原因。

一旦进入神经袖套，局部麻醉药必须穿透大量的组织屏障进行扩散。神经束膜，包括数百个紧密排列的单个轴突束，由于其最内膜的细胞连

© Springer Nature Switzerland AG 2020 1
G. Capogna, *Epidural Technique In Obstetric Anesthesia,*
https://doi.org/10.1007/978-3-030-45332-9_3

图3.1 背侧和腹侧神经根（Miguel Angel Reina教授提供）

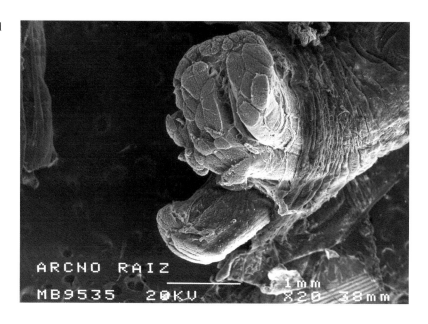

接紧密，所以它们是最大的局麻扩散障碍。一旦通过神经鞘，局部麻醉药从神经外围向神经核心呈放射状向内扩散。运动传出纤维由于其较长的节间间隔，因此阻滞较晚，且阻滞持续时间短于疼痛传导传入纤维。

通过弥散、稀释、组织结合和吸收，神经外局部麻醉药液池最终减少，因此，在一个稳态周期后，扩散梯度从轴突核心向外逆转到轴突的鞘内。

局部麻醉药的物理化学性质，如电离程度和脂溶性，可能影响药物在轴突膜中的分布程度，并可能解释局部麻醉药在效力、起效时间和麻醉持续时间上的差异[5,6]。

已经证明药效与脂溶性有关[7]，但这种关系可能非常复杂。高脂溶性可促进药物向膜内扩散，但当大部分局部麻醉药处于电离状态时，速度可能会受到限制。此外，脂溶性药物更快的扩散速度可以被膜在其亲脂环境中容纳药物的能力抵消[8]。除了更高的脂溶性，作用时间更长的局部麻醉药还表现出广泛的蛋白质结合能力。这两个因素都可能最终导致神经渗透率较慢。蛋白质结合程度的增加被认为是增加了局部麻醉药活性的持续时间。因此，穿透轴膜并更牢固地附着在膜蛋白上的药物具有更长的麻醉活性持续时间[9]。

3.2 局部组织分布

药物进入硬膜外腔后可通过4种途径起效：①经椎间孔进入椎旁区。②扩散到韧带内。③经脊膜扩散进入脑脊液。④分布到硬膜外脂肪中。其中后两种方法是最重要的药理作用途径。

局部麻醉药主要通过被动扩散的方式从脑脊液（CSF）到达脊髓根和脊髓[10]。

过去认为蛛网膜绒毛是药物从硬膜外腔转移到脑脊液，最后转移到脊髓的潜在区域，但已证明其并不利于阿片类药物和局部麻醉药在脑膜上的扩散[11]。

局部麻醉药的神经阻滞作用会被硬膜外脂肪和血管结构中局部麻醉药的摄取所抵消[12]，尤其是脊髓神经根动脉，它促进了局部麻醉药的清除[13]。硬膜外脂肪的摄取会降低硬膜外的浓度，从而降低注射局部麻醉药的临床效力（图3.2）。此外，脂肪还可以延长阻滞的持续时间，因为它提供了一个局部麻醉药缓慢分离的储存库，保证了有临床意义的神经外膜浓度[8,14]。椎间孔和硬

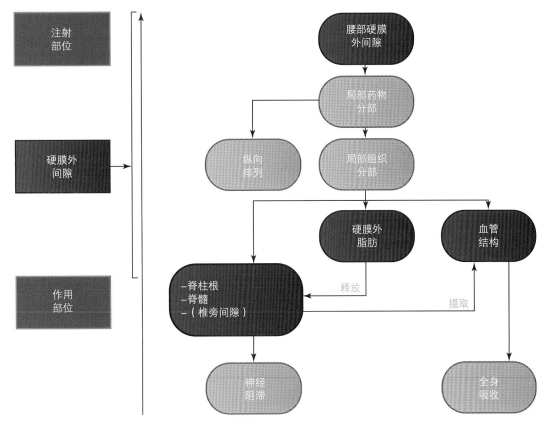

图3.2 硬膜外间隙的神经阻滞作用和局部麻醉药的摄取

脊膜周围的结缔组织含有大量的脂肪。与硬脊膜外脂肪相比，硬脊膜袖脂肪中所含的药物对神经根的影响更大，这是因为浓度更高，脂肪与神经根之间的距离更短[14]。然而，这一区域也被发现高度血管化[15]，从而有利于局部麻醉药的全身吸收。

总之，根据实验研究[10,12]，局部麻醉药通过脊膜扩散后进入脑脊液，通过毛细血管壁扩散后进入体循环，并分布到硬膜外和硬脊膜脂肪组织中。硬膜外局部麻醉药在脑脊液中的生物利用度较低（小于20%）。因此，从硬膜外腔排出主要是通过硬膜外血流的吸收。

3.3 吸收与消除

硬膜外给药后，至少95%的局部麻醉药在硬膜外静脉被吸收，最终到达体循环[16]。由于局部麻醉药是相对脂溶性的，通过内皮的扩散似乎不受速率限制，吸收速率主要取决于局部血流量[17]，而局部血流量又可能受到局部麻醉药的血管活性或神经轴阻断引起的交感阻滞的影响。

许多研究已证实硬膜外局部麻醉药给药后呈现吸收动力学的双相吸收曲线[18-21]。

其中，一个快速的初始阶段可能是由高的初始浓度梯度引起的，随后是一个较慢的第二阶段。全身吸收后，局部麻醉药会迅速分布到高灌注器官（肺、肾等），再较慢地分布到低灌注组织，如骨骼肌和脂肪[9]。酰胺类局部麻醉药是相对亲脂的化合物，因此，它们的组织分布高度依赖于组织灌注情况。

酰胺类局部麻醉药的生物转化和清除几乎完全发生在肝脏[22]。原型药物的肾脏清除率仅占总清除率的1%~5%[23]。

除了普罗卡因和利多卡因，酰胺类局部麻醉药在硬膜外和蛛网膜下腔内不会代谢或代谢程度可以忽略，也没有肝外代谢的证据。

酰胺类局部麻醉药的肝清除率依次受肝血流量、肝组织固有酶活性和蛋白质结合的影响。高萃取比的局部麻醉药如依替卡因、利多卡因和甲哌卡因的清除主要依赖于肝脏血流，而低萃取比的局部麻醉药如布比卡因和罗哌卡因则依赖于蛋白质结合和酶活性。对于高萃取率的局部麻醉药，游离药物的清除率依赖于血液流动和蛋白质结合，而对于低萃取率的局部麻醉药，则依赖于酶活性[17]。

随着年龄的增长，解剖学和生理学的变化可能会影响硬膜外局部麻醉药的药代动力学。随着正常衰老的发生，身体成分、药物结合、肝血流量和肝质量的变化可能会影响局部麻醉药的全身吸收、分布、代谢和排泄的速率和程度。

3.4   溶液在硬膜外腔中扩散

3.4.1   患者特征

3.4.1.1   年龄
通常认为，年龄与注射溶液在硬膜外腔之间的扩散程度呈正相关。

这种相关性可能使由老年患者通过椎间孔减少局部麻醉药渗漏来解释，即使这一点受到质疑[24-27]。

另一个解释是硬膜外腔的顺应性随年龄增长而增加，并与感觉阻滞的扩散呈正相关。注射完成后即刻的硬膜外压、镇痛范围与年龄有显著相关性：年龄越大硬膜外压越低，镇痛范围越广[28]。

事实上，在硬膜外镜检查过程中向硬膜外腔注入一定量的空气，会使其变得更加通畅。另外硬膜外腔中的脂肪组织随着年龄的增长而减少，这可能有利于局部麻醉药在老年人体内的纵向扩散[29]。

形态学研究报告了老年受试者有髓和无髓神经纤维的丢失，以及一些涉及有髓纤维的异常，

如脱髓鞘、髓鞘再生和髓鞘球囊状。在衰老过程中，髓鞘的退化可能是由于主要髓鞘蛋白表达的减少，这可能影响周围神经系统的功能和电生理特性，包括神经传导速度、肌肉力量、感觉辨别能力、自主神经反应和膜内血流量的下降[30]。这些异常可能允许局部麻醉药更容易穿透老年患者的神经根。然而，从临床角度来看，当考虑腰段硬膜外阻滞时，表现出之前相互矛盾的结果，该结果有时具有统计学意义，但与临床无关[28,31,32]。

3.4.1.2   身高、体重和体重指数
患者身高和体重对硬膜外阻滞扩散的影响尚不清楚。尽管似乎可以直观地假设，与身材矮小的受试者相比，身材较高的患者需要更多的局部麻醉药来建立一定程度的阻滞，但在腰段硬膜外麻醉中进行研究时，仅发现了微弱的相关性[24,31,33]。

另外，在腰段硬膜外麻醉中，体重与感觉阻滞的扩散无相关性[31,34]；然而，在肥胖孕妇中，头向扩散与体重指数呈正相关[35]。体重、BMI和肥胖与硬膜外脂肪含量无关[36]。

3.4.1.3   妊娠
妊娠引起的硬膜外结构变化如下：与非妊娠女性相比，其硬膜外腔变窄，血管网变密，血管充盈，结缔组织含水量增加[37]（图3.3）。

随着妊娠的进展，妊娠子宫生长可能会部分阻塞仰卧位下腔静脉，下腔静脉旁支的硬膜外静脉流量进一步增加。充盈的静脉丛仅见于前侧硬膜外间隙，后侧硬膜外间隙未观察到[37-39]。

由于外侧硬膜外腔中充血的静脉丛导致椎间盘水平的双侧椎间孔变窄，从椎间孔注入硬膜外腔的溶液泄漏可能会被直接阻塞[38]。此外，怀孕引起的腹膜后区域内压力增加所产生的向内的压力有助于减少硬膜外溶液从孔的渗漏。同样，增加的内压可能会限制硬膜囊的包覆，甚至在硬膜外前腔，一个封闭的腔室，挤满了充血的静脉，

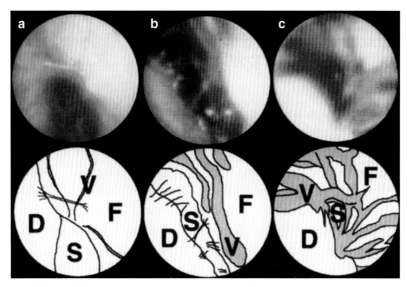

图3.3　一名32岁孕妇（a）、一名29岁妊娠12周妇女（b）和一名30岁妊娠37周妇女（c）的硬膜外腔照片（上图）和示意图（下图）。可以观察到硬脑膜（D）、脂肪组织（F）、硬膜外腔（S）和血管（V）。妊娠早期发生了血管充血。妊娠晚期，充气空间变窄，血管网变密（来自[37]，已获得授权）

这些静脉不是刚性的，容易受压。这种硬膜外注射溶液的限制分布可以解释孕妇硬膜外镇痛的纵向扩散[40]。

然而，硬膜外镇痛的易扩散甚至发生在妊娠早期，此时机械因素不太可能发挥主要作用[41]；因此，还应考虑妊娠的激素变化，尤其是孕酮水平的升高，这可能会改变神经膜对局部麻醉药的敏感性[42]。

一般来说，由于所有这些原因，在妊娠患者中产生所需水平的硬膜外麻醉需要较少的局部麻醉药。

3.4.2　技术因素

3.4.2.1　针头插入部位斜角方向和经针或经导管注射斜角方向以及导管位置

注射部位（颈部、胸部或腰椎）对于对比剂溶液的硬膜外扩散模式有影响，注射到腰椎区的药物更容易向颅部扩散，而不是向尾部扩散，但在不同区域之间没有发现阻断总节段数的差异[43]。腰椎节段的长度相对较短，腰椎硬膜外间隙的尺寸相当恒定，在三个不同的腰椎间隙注射局部麻醉药后，仅证实了阻滞的颅侧扩散存在微小差异[44]。

当直接通过针头注射时，针头的上下之间的小距离（在18号的Tuohy针头中通常约为1.2mm）几乎不会影响硬膜外液的扩散。

当药物通过导管注射而不是通过针头注射时，是否存在差异是有争议的。

在一项研究[45]中，通过Tuohy针或导管进行腰椎硬膜外推注不会导致局部局部麻醉药或造影剂的硬膜外扩散存在差异，而在另一项研究[46]中，与通过Tuohy针以相同速率进行注射相比，通过腰椎硬膜外导管进行注射导致感觉阻滞扩散4个节段。此外，当通过硬膜外导管注射局部麻醉药时，观察到剖宫产的麻醉效果更好[47]。

在孕妇中，插入硬膜外导管时，Tuohy针的斜面朝向外侧可能导致导管通过困难更大，感觉异常更常见，但不对称阻滞的发生率无差异[48]。

通常认为，通过定位硬膜外针的斜边，硬膜外导管最有可能遵循预期的头部或尾部方向。实际上，只有不到50%的硬膜外导管通过头颅指向的Tuohy针进入腰段硬膜外腔5cm，到达预定的脊柱水平颅至穿刺部位，这很可能是因为导管推进过程中，硬膜外腔内的许多结构会导致导管的转位[49]。

将多孔导管推进腰段硬膜外腔的最佳距离为4~6cm，因为较短或较长的推进距离可能导致镇痛不足，最有可能是由于局部麻醉药在硬膜外腔内未能充分扩散而导致某些节段未能被阻滞[50,51]。

此外，初始插入过多导管可能导致方向偏离、盘绕、卷曲、扭结或对折；因此，腰椎硬膜外导管通常不应穿入硬膜外腔超过5cm[52]。

幸运的是，计算机断层扫描成像和临床经验证明，各种腰椎硬膜外导管头端的位置和溶液分布均可获得同样满意的硬膜外麻醉效果[53]。

3.4.2.2　患者体位

如果在坐位或仰卧位注射等量的硬膜外局部麻醉溶液用于分娩镇痛，则最大颅脑扩散无差异[54]。

与患者仰卧位注射相比，患者侧卧位腰段硬膜外注射局部麻醉药在依赖侧产生的感觉阻滞水平高0~3个节段[55-61]。

15°的头低位（Trendelenburg）可改善头侧感觉阻滞水平，且在腰段硬膜外注射局麻药行剖宫产术后起效时间更快[62]。

3.4.2.3　硬膜外导管设计

一般而言，硬膜外导管可分为单孔或多孔设计。在体外，已经观察到多孔硬膜外导管出现不同流量：流量首先出现在近端，然后是中间，最后是远端孔[63]。在低注射压力下，例如由连续输注泵产生的注射压力，近端孔口的流量最大，并且观察到远端孔口没有流量，使得多孔导管有效地成为单孔变型。这两种导管设计之间的比较通常表现为镇痛质量的差异，而不是感觉阻滞扩散的差异。在这方面，多孔导管在产科腰段硬膜外麻醉中被证明优于单孔导管[64-66]。

从临床角度来看，使用单孔导管时仅单侧镇痛和未阻滞节段的发生率是否更高目前存在着争议，即使使用较新的金属丝加强柔性导管也是如此[66-69]。

通过计算机断层扫描成像研究了导管位置与常规硬膜外麻醉期间注射溶液的周向分布模式之间的关系[53]。

大多数导管尖端位于硬膜外前间隙或外侧间隙，溶液分布有很大的变异性，但随着注射量的增加，溶液分布变得较为均匀。注入到硬膜外腔复杂解剖结构中的溶液以很可能由迫使各个相对表面结合在一起的微妙压力决定的模式传播。然而，在临床实践中，导管尖端的不同位置和注射液的扩散无论如何都与足够的麻醉效果相容。

硬膜外导管设计可能会影响硬膜外输注泵产生的峰值压力（在任何输注速度下，多孔导管的峰值压力均高于单孔导管），但目前尚不清楚麻醉药液进入硬膜外腔的输注速度差异是否与程控间歇性硬膜外大剂量输注期间镇痛持续时间和质量的差异相关[70]。

3.4.2.4　溶液的给药方式

溶液通常通过硬膜外腔自由扩散，但不一定均匀。患者之间的分布模式差异很大，原因包括硬膜囊的均匀分布或优先积聚在前或后外侧区域，以及从椎间孔穿出的数量不一。初始单次推注后注射额外溶液可改善分布均匀性[53]。单次硬膜外推注后，注射液在硬膜外腔中向头端和尾端广泛扩散，其中主要向头端扩散[71]。当药物以模拟临床实践中用于注射局部麻醉药的流速注射时，硬膜外溶液从硬膜外腔快速扩散到椎旁组织中。这种相对高流速的推注可能会产生足够高的局部压力，使液体沿着神经根通过脊柱孔渗漏到椎旁组织中[53]。与通过机械输注输送相同体积相比，固定体积单次手动推注给药产生了更大的纵向扩散范围[72]。经由机械泵的推注注射速率通常较慢，并且注射压力通常低于手动推注。然而，在硬膜外溶液的扩散方面，使用泵代替手动给药以更好地控制推注流速已经获得了相同的结果，以便更好地控制推注流速。

当使用间歇性大剂量推注时，多孔导管的输注扩散更好，使造影剂扩散更广、更均匀，而连续输注仅通过硬膜外导管的近端端口，使扩散范围更小[73-76]。对尸体和孕妇的研究支持以下结论：由于推注期间产生的注射液压力较高，因此溶液在硬膜外腔内的分布可能更均匀。事实上，在尸体研究中，液体在硬膜外腔中的扩散是高度不均匀的，存在多个小通道，而在高注射压力下给予大容量时，扩散更加均匀，因此靠近注射部位药物会扩散到大多数通道[75]（图3.4和图3.5）。

图3.4　第四腰椎和脊神经水平的轴向冷冻切片图像。绿色墨水通过椎间孔，作为脂肪小叶之间的多个通道，受黄韧带（LF）和筋膜或后纵韧带（黑色箭头）的限制，将溶液引导到节段神经和背根神经节（DRG）（来自[75]，已获得授权）

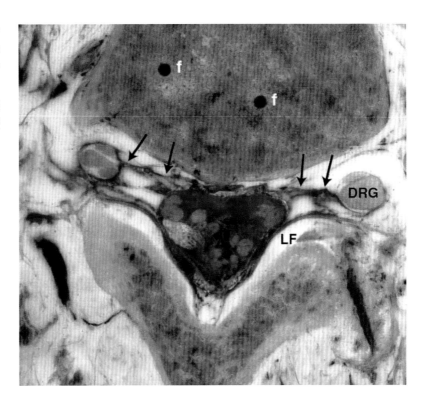

图3.5　第三和第四腰椎水平的轴向冷冻切片机图像。橙子墨水可见于硬脑膜周围的周向积聚，并沿着后纵韧带筋膜的后侧（黑色箭头）层状延伸至椎间孔中。注射液也能追踪节段神经，如图所示，在背根神经节（DRG）水平。腰丛的更多头侧成分在腰大肌的实质中明显（白色箭头）（来自[75]，已获得授权）

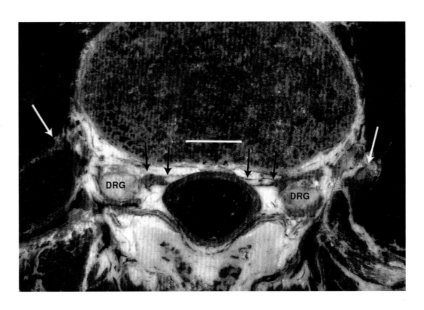

当自动间歇注射与硬膜外联合麻醉（CSE）相结合时，由于注射时产生的高驱动压力，鞘内间隙可以通过硬膜外腔直接接受局部麻醉药，从而导致更有效的镇痛[77]。

在体外，当输液泵设置为推注而不是连续输入相同体积的硬膜外溶液时，输液泵产生的压力始终较高，这可能表明溶液的输送模式在确定其在硬膜外腔中的分布方面起着重要作用[78]。妊娠患者硬膜外压力的体内测量结果证实了这一点，与连续输注相比，该测量结果清楚地证明了自动推注技术在硬膜外腔中产生的压力更大[76]。

一般而言，较高的程控间歇性硬膜外大剂量输注输送速度导致较高的峰值压力生成；然而，输注速度差异是否与硬膜外扩散差异相关尚不清楚[70]。

单次推注或持续输注镇痛的方式可能会影响神经阻滞的动力学。如药效学所述，根据扩散梯度，局部麻醉剂进入神经的运动可确定镇痛和运动阻滞的产生和逆转[79]。

局部麻醉药沿着扩散梯度从神经外间隙进入神经，产生镇痛和运动阻滞。单次推注给药后，最初神经纤维外的浓度较高，但随着时间的推移，神经外浓度与神经内浓度相等，从而建立稳态。当神经内浓度超过神经外浓度并且扩散梯度逆转时，神经阻滞最终被逆转。如果在间歇推注中使用极低浓度的局部麻醉剂，则神经纤维内的局部麻醉药的量足以阻滞纤维较小且具有短的节间距离的感觉纤维，但不太可能阻滞纤维较大且具有长的节间距离的运动纤维，这是因为神经内的局部麻醉药的总量不足以阻滞运动纤维。在连续输注的情况下，局麻药的神经外浓度通常持续高于神经内浓度，因此神经内的总浓度随时间增加，即使我们使用极低浓度的局部麻醉药，也可能达到运动纤维阻滞的阈值（图3.6）。

这可能解释了在长时间连续输注（如用于分娩镇痛的输注）期间运动阻滞的频繁发生和加剧。

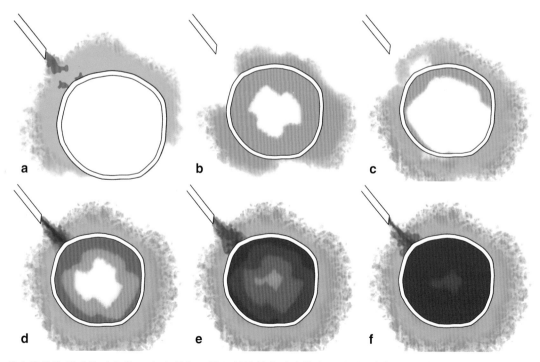

图3.6 单次推注给药后的动力学：（a）最初，神经纤维外的浓度较高。（b）随着时间的推移，神经外浓度等于神经内浓度，从而建立稳态。（c）当神经内浓度超过神经外浓度并且扩散梯度逆转时，神经阻滞最终被逆转。连续输注后的动力学：（d）局麻药的神经外浓度通常恒定地高于神经内间隙。（e，f）神经内的总浓度随时间增加，并可达到运动纤维阻滞的阈值。

3.4.2.5　注射速度

注射扩散的速度与注射产生的峰值硬膜外压力相关，注射速度越快，压力越高，但与感觉阻滞的程度和消退无关[80]。在动物研究中也观察到这一点，其中硬膜外压力峰值与硬膜外溶液的注射速度直接相关，但与硬膜外分布和感觉阻滞程度无关[81]。

体外研究也证实了这一发现。使用为程序间歇输液而设计的输注泵，通过硬膜外导管输送生理盐水的速度与峰值压力直接相关。然而，在程序性间歇硬膜外团注分娩过程中，麻醉液进入硬膜外间隙的速度差异是否与镇痛持续时间和质量的差异有关尚不清楚[70]。

看来，快速注射硬膜外液的唯一特点是可以较早建立阻滞[46,82]。

3.4.3　硬膜外压力和邻近的压力

早期研究中存在关于硬膜外压力是正压还是负压（相对于大气压），以及是否是由于探查腔的器械造成的伪影的争论[83-85]。

现在很清楚，腰椎硬膜外腔中没有自然产生的负压，有时记录的负压是针前黄韧带膨出造成的伪影，一旦穿孔，黄韧带可以迅速返回到静止位置[86]。

在妊娠期、分娩期和产后期间，硬膜外腔压力高于大气压，其实际值可能在4～30mmHg之间变化，这取决于所使用的测量技术和其他变量，如患者体位和是否分娩[76,87,88]。

患者平躺时，仰卧位的硬膜外压力高于侧卧位。这种差异可能是由于仰卧位时右心房平均比内椎丛高8cm，但最重要的影响因素是下腔静脉闭塞的程度。分娩时，硬膜外压力显著升高，与子宫收缩同时发生，这在仰卧位或双胎妊娠时更为显著。

然而，这种与子宫收缩同步的压力增加取决于产妇对收缩的意识和她的肌肉对收缩的反应。

当疼痛时，产妇收缩腹肌，导致腹内压增加，进而导致下腔静脉血流进一步受阻，硬膜外压随之增加。当产妇在硬膜外镇痛时，不能感受到宫缩，这一系列事件不会发生，硬膜外压的同步增加程度较低。如果除了收缩意识消失（麻醉）外，还有腹肌麻痹（广泛运动阻滞），当产妇处于侧卧位时，与子宫收缩同步的硬膜外压下降。这种压力下降很可能是由于瘫痪的腹肌对收缩的子宫缺乏阻力，使子宫脱离脊柱，从而改善下腔静脉的血流。收缩的子宫对腹壁的"拉紧"也会导致腹内压下降，硬膜外静脉的充盈减少。由此产生的硬膜外腔容量的增加将导致其压力下降。

在宫缩期间，硬膜外压力在整个分娩过程中大致保持不变。在第二产程中，患者以半坐的姿势用力，硬膜外压力增加。第三阶段结束时，下腔静脉的阻塞减轻；在分娩之前和分娩期间转移到硬膜外静脉的静脉血被重新引导回到其正常路径；硬膜外腔容积增加，压力下降。这一下降幅度与产程长短和分娩方式有关。

硬膜外腔内以及该腔与相邻体腔之间的压力梯度也可能在硬膜外腔内注射的局部麻醉药的分布中起作用。

由于怀孕引起的腹膜后区域压力增加在椎间孔周围的脂肪上产生向内的压力，限制硬膜外溶液从椎间孔本身泄漏。硬膜外注射溶液的这种分布可能有助于解释硬膜外镇痛在孕妇中的纵向扩散[40]。

3.4.4　注射溶液的组成：剂量、体积和浓度——辅助药物

一般来说，硬膜外麻醉的主要性质，如起效时间、深度和阻滞持续时间与给药量有关。

随着局麻药剂量的增加，满意麻醉次数增加，麻醉持续时间延长，麻醉起效时间缩短。一般说来，局部麻醉剂的剂量可以通过使用较大体积的较低浓度的溶液或较小体积的较高浓度的溶

液来增加。然而，在临床实践中，增加剂量通常是通过使用特定局部麻醉剂的更浓缩的溶液来实现的。

相同剂量的局麻药在更大的体积中的应用会导致溶液的更大的扩散[89,90]；然而，阻滞强度随着溶液体积的增加而降低（局部麻醉剂浓度的降低）。

尽管进入硬膜外腔的麻醉液的体积可能影响麻醉的头侧扩散，但扩散与麻醉液的体积之间的关系既不是线性的，也是不可预测的[1]。

通过向局部麻醉药中加入碳酸氢盐来增加pH，会导致局部麻醉药的非离子化部分增加，并改善神经渗透性。

溶液碱化可能会增加阻滞皮节的痛阈和运动阻滞的深度，并缩短至第一骶段阻滞发作的时间，但不会影响阻滞的扩散[91]。

在硬膜外局部麻醉药中加入阿片类药物也可能缩短起效时间，但不影响局部麻醉药的扩散，因此不影响感觉阻滞的扩散[92]。

（徐芳译，段晨阳校）

参考文献

[1] Bromage P R. Spread of analgesic solutions in the epi-dural space and their site of action: a statistical study. Br J Anaesth. 1962, 34:161–178.

[2] Bromage P R. Mechanisms of action. In: Bromage P R, editor. Epidural analgesia. Philadelphia: W.B. Saunders, 1978.

[3] Hogan Q, Toth J. Anatomy of soft tissues of the spinal canal. Reg Anesth Pain Med. 1999, 24:303–310.

[4] Bernards CM, Hill HF. The spinal nerve root sleeve is not a preferred route for redistribution of drugs from the epidural space to spinal cord. Anesthesiology. 1991, 75:827–832.

[5] Covino B G. Pharmacology of local anaesthetic agents. Br J Anaesth. 1986, 58:701–716.

[6] Tucker G T, Mather L E. Pharmacology of local anaes- thetic agents. Pharmacokinetics of local anaesthetic agents. Br J Anaesth Suppl. 1975;47:213–24.

[7] Strichartz G R, Sanchez V, Arthur G R, et al. Fundamental properties of local anaesthetics. II. Measured octanol: buffer partition coefficients and pKa values of clinically used drugs. Anesth Analg. 1990, 71:158–170.

[8] Tucker G T, Mather L E. Properties, absorption, and disposition of local anesthetic agents. In: Cousins MJ, Bridenbaugh PO, editors. Neural blockade in clinical anesthesia and management of pain. 3rd ed. Philadelphia: Lippincott-Raven Publishers, 1998. p. 55–95.

[9] Veering B T. Clinical pharmacology of local anaes-thetics. In: Rosenberg P, editor. Fundamentals of anaesthesia and acute medicine: local and regional anaesthesia. London: BMJ Publishing Group; 2000. p. 1–2.

[10] Clement R, Malinovsky J M, Hildgen P, et al. Spinal disposition and meningeal permeability of local anaesthetics. Pharm Res. 2004, 21:706–716.

[11] Bernards C M, Hill H F. Physical and chemical properties of drug molecules governing their diffu-sion through the spinal meninges. Anesthesiology. 1992, 77:750–756.

[12] Clement R, Malinovsky J M, Le Corre P, et al. Cerebrospinal fluid bioavailability and pharmacoki- netics of bupivacaine and lidocaine after intrathecal and epidural administrations in rabbits using micro dialysis. J Pharmacol Exp Ther. 1999, 289:1015–21.

[13] Bernards C M. Sophistry in medicine: lessons from the epidural space. Reg Anesth Pain Med. 2005, 30:56–66.

[14] Reina M A, Franco C D, López A, et al. Clinical impli-cations of epidural fat in the spinal canal. A scan- ning electron microscopic study. Acta Anaesth Belg. 2009, 60:7–17.

[15] Zenker W, Bankoul S, Braun JS. Morphological indi- cations for considerable diffuse reabsorption of cere- brospinal fluid in spinal meninges particularly in the areas of meningeal funnels. An electron microscopi- cal study including tracing experiments in rats. Anat Embryol. 1994, 189:243–258.

[16] Burm AGL. Clinical pharmacokinetics of epi-dural and spinal anaesthesia. Clin Pharmacokinet. 1989, 16:283–311.

[17] Tucker GT. Pharmacokinetics of local anaesthetics. Br J Anaesth. 1986, 58:717–731.

[18] Burm A G L, Vermeulen N P, van Kleef J W, et al. Pharmacokinetics of lignocaine and bupivacaine in surgical patients following epidural adminis- tration. Simultaneous investigation of absorption and disposition kinetics using stable isotopes. Clin Pharmacokinet. 1987, 13:191–203.

[19] Veering B T, Burm AGL, Vletter A A, et al. The effect of age on the systemic absorption, disposition and pharmacodynamics of bupivacaine after epidural administration. Clin Pharmacokinet. 1992, 22:75–84.

[20] Simon MJG, Veering B T, Stienstra R, et al. The systemic absorption and disposition of levobupiva- caine 0.5% after epidural administration in surgical patients: a stable-isotope study. Eur J Anaesthesiol. 2004, 21:460–470.

[21] Simon MJG, Veering B T, Stienstra R, et al. Effect of age on the clinical profile and systemic absorption and disposition of levobupivacaine after epidural adminis- tration. Br J Anaesth. 2004, 93:512–520.

[22] Veering B T, Burm AGL. Pharmacokinetics and phar- macodynamics of medullar agents. 3a. Local anaes-thetics. Baillieres Clin Anaesthesiol. 1993, 7:557–577.

[23] Tucker G T, Mather L E. Clinical pharmacokinet- ics of local

anaesthetics. Clin Pharmacokinet. 1979, 4:241–278.

[24] Park W Y, Massengale M D, Kim S I, et al. Age and the spread of local anesthetic solutions in the epidural space. Anesth Analg. 1980, 59:768–771.

[25] Ferrer-Brechner T. Spinal and epidural anesthesia in the elderly. Semin Anesth. 1986, 5:54–61.

[26] Shanta T R, Evans JA. The relationship of epidural anesthesia to neural membranes and arachnoid villi. Anesthesiology. 1972, 37:543–557.

[27] Saitoh K, Hirabayashi Y, Shimizu R, et al. Extensive extradural spread in the elderly may not relate to decreased leakage through intervertebral foramina. Br J Anaesth. 1995, 75:688–691.

[28] Hirabayashi Y, Matsuda I, Sohzaburoh I, et al. Spread of epidural analgesia following a constant pressure injection-an investigation of relationships between locus of injection, epidural pressure and spread of analgesia. J Anesth. 1987, 1:44–50.

[29] Igarashi T, Hirabayashi Y, Shimizu R, et al. The lum-bar extradural structure changes with increasing age. Br J Anaesth. 1997, 78:149–152.

[30] Verdu E, Ceballos D, Vilches J J, et al. Influence of aging on peripheral nerve function and regeneration. J Peripher Nerv Syst. 2000, 5:191–208.

[31] Duggan J, Bowler G M, McClure J H, et al. Extradural block with bupivacaine: influence of dose, vol- ume, concentration and patient characteristics. Br J Anaesth. 1988, 61:324–331.

[32] Andersen S, Cold G E. Dose response studies in elderly patients subjected to epidural analgesia. Acta Anaesthesiol Scand. 1981, 25:279–281.

[33] Grundy E M, Ramamurthy S, Patel K P, et al. Extradural analgesia revisited: a statistical study. Br J Anaesth. 1978, 50:805–809.

[34] Whalley D G, D'Amico J A, Rybicki L A, et al. The effect of posture on the induction of epidural anes- thesia for peripheral vascular surgery. Reg Anesth. 1995, 20:407–411.

[35] Hodkinson R, Husain F J. Obesity and the cephalad spread of analgesia following epidural administration of bupivacaine for cesarean section. Anesth Analg. 1980, 59:89–92.

[36] Alicioglu B, Sarac A, Tokuc B. Does abdominal obe- sity cause increase in the amount of epidural fat? Eur Spine J. 2008, 17:1324–1328.

[37] Igarashi T, Hirabayashi Y, Shimizu R, et al. The fiberscopic findings of the epidural space in pregnant women. Anesthesiology. 2000, 92:1631–1636.

[38] Takiguchi T, Yamaguchi S, Tezuka M, et al. Compression of the subarachnoid space by the engorged epidural venous plexus in pregnant women. Anesthesiology. 2006, 105:848–851.

[39] Onuki E, Higuchi H, Takagi S, et al. Gestation-related reduction in lumbar cerebrospinal fluid volume and dural sac surface area. Anesth Analg. 2010, 110:148–153.

[40] Higuchi H, Takagi S, Onuki E, et al. Distribution of epidural saline upon injection and the epidural volume effect in pregnant women. Anesthesiology. 2011, 114:1155–1161.

[41] Fagraeus L, Urban B J, Bromage P R. Spread of epi-dural

analgesia in early pregnancy. Anesthesiology. 1983, 58:184–187.

[42] Datta S, Hurley R J, Naulty I S, et al. Plasma and cerebrospinal fluid progesterone concentrations in pregnant and nonpregnant women. Anesth Analg. 1986, 65:950–954.

[43] Visser W A, Liem T H, van Egmond J, et al. Extension of sensory blockade after thoracic administration of a test dose of lidocaine at three different levels. Anesth Analg. 1998, 86:332–335.

[44] Curatolo M, Orlando A, Zbinden A M, et al. A multi-factorial analysis of the spread of epidural analgesia. Acta Anesthesiol Scand. 1994, 38:646–652.

[45] Yun M J, Kim Y C, Lim Y J, et al. The differential flow of epidural local anaesthetic via needle or catheter: a prospective randomized double-blind study. Anaesth Intensive Care. 2004, 32:377–382.

[46] Omote K, Namiki A, Iwasaki H. Epidural administra-tion and analgesic spread: comparison of injection with catheters and needles. J Anesth. 1992, 6:289–293.

[47] Crochetiere C T, Trepanier C A, Cote JJ. Epidural anaesthesia for caesarean section: comparison of two injection techniques. Can J Anaesth. 1989, 36:133–136.

[48] Richardson M G, Wissler R N. The effects of needle bevel orientation during epidural catheter insertion in laboring parturients. Anesth Analg. 1999, 88:352–356.

[49] Beck H. The effect of the Tuohy cannula on the posi-tioning of an epidural catheter. A radiologic analy-sis of the location of 175 peridural catheters. Reg Anesth. 1990, 13:42–45.

[50] Beilin Y, Bernstein H H, Zucker-Pinchoff B. The optimal distance that a multiorifice epidural catheter should be threaded into the epidural space. Anesth Analg. 1995, 81:301–304.

[51] D'Angelo R, Berkebile B, Gerancher J C. Prospective examination of epidural catheter insertion. Anesthesiology. 1996, 84:88–93.

[52] Muneyuki M, Shirai K, Inamoto A. Roentgenographic analysis of the positions of catheters in the epidural space. Anesthesiology. 1970, 33:19–24.

[53] Hogan Q. Epidural catheter tip position and distribu- tion of injectate evaluated by computed tomography. Anesthesiology. 1999, 90:964–970.

[54] Redick L F. The effect of patient position and obe-sity on the spread of epidural analgesia. Int J Obstet Anesth. 1993, 3:134–136.

[55] Grundy E M, Rao L N, Winnie A P. Epidural anesthesia and the lateral position. Anesth Analg. 1978, 57:95–97.

[56] Apostolou G A, Zarmakoupis P K, Mastrokostopoulos G T. Spread of epidural anesthesia and the lateral posi- tion. Anesth Analg. 1981, 60:584–586.

[57] Husemeyer R P, White D C. Lumbar extradural injec-tion pressures in pregnant women: an investigation of relationships between rate of injection, injection pressures, and extent of analgesia. Br J Anaesth. 1980, 52:55–60.

[58] Park W Y, Hagins F M, Macnamara T E. Lateral posi- tion and epidural anesthetic spread. Anesth Analg. 1983, 62:278–279.

[59] Preston R, Crosby E T, Kotarba D, et al. Maternal positioning affects fetal heart rate changes after epidural analgesia for labour. Can J Anaesth. 1993, 40:1136–1141.

[60] Soetens F M, Meeuwis H C, van der Donck A G, et al. Influence of maternal position during epidural labor analgesia. Int J Obstet Anesth. 2003, 12:98–101.

[61] Shapiro A, Fredman B, Zohar E, et al. Alternating patient position following the induction of obstetric epidural analgesia does not affect local anaesthetic spread. Int J Obstet Anesth. 1998, 7:153–156.

[62] Setayesh A R, Kholdebarin A R, Saber Moghadam M, et al. The Trendelenburg position increases the spread and accelerates the onset of epidural anesthesia for cesarean section. Can J Anaesth. 2001, 48:890–893.

[63] Power I, Thorburn J. Differential flow from multihole epidural catheters. Anaesthesia. 1988, 43:876–878.

[64] Segal S, Eappen S, Datta S. Superiority of multi-orifice over single-orifice epidural catheters for labor analgesia and cesarean section. J Clin Anesth. 1997, 9:109–112.

[65] D'Angelo R, Foss M L, Livesay CH. A comparison of multiport and uniport epidural catheters in laboring patients. Anesth Analg. 1997, 84:1276–1279.

[66] Michael S, Richmond M N, Livesay C H. A compari-son between open end (single hole) and closed end (three lateral holes) epidural catheters. Anaesthesia. 1988, 44:78–80.

[67] Morrison L M, Buchan A S. Comparison of complica-tions associated with single-holed and multi-holed extradural catheters. Br J Anaesth. 1990, 64:18318–5.

[68] Magides A D, Sprigg A, Richmond M N. Lumbar epi-durography with multi-orifice and single-orifice cath- eters. Anaesthesia. 1996, 51:757–763.

[69] Philip J, Sharma S K, Sparks T J, et al. Multiple ports do not appear to improve the analgesic efficacy of wire-reinforced flexible catheters used for LEA. Anesth Analg. 2018, 126:537–544.

[70] Klumpner T T, Lange E M, Ahmed H S, et al. An in vitro evaluation of the pressure generated during programmed intermittent epidural bolus injection at varying infusion delivery speeds. J Clin Anesth. 2016, 34:632–637.

[71] Paisley K, Jeffries J, Monroe M, et al. Dispersal pattern of injectate after lumbar interlaminar epi-dural spinal injection. Evaluation with computerized tomography. Global Spine J. 2012, 2:27–32.

[72] Mowatt I, Tang R, Vaghadia H at el. Epidural distribu- tion of dye administered via an epidural catheter in a porcine model. Br J Anaesth. 2016, 116:277–281.

[73] Fettes P D W, Moore C S, Whiteside J B, et al. Intermittent vs continuous administration of epidural ropivacaine with fentanyl for analgesia during labour. Br J Anaesth. 2006, 97:359–364.

[74] Kaynar A M, Shankar K B. Epidural infusion: continu- ous or bolus? Anesth Analg. 1999, 89:534.

[75] Hogan Q. Distribution of solution in the epidural space: examination by cryomicrotome section. Reg Anesth Pain Med. 2002, 27:150–166.

[76] Gibiino G, Distefano R, Camorcia M, et al. Maternal epidural pressure changes after programmed intermit-tent epidural bolus (PIEB) versus continuous epidural infusion (CEI). Eur J Anaesth. 2014, 31:11AP35.

[77] Chua S M, Sia A T. Automated intermittent epidural boluses improve analgesia induced by intrathecal fen- tanyl during labour. Can J Anaesth. 2004, 51:581–585.

[78] Stirparo S, Fortini S, Espa S, et al. An in vitro evalu- ation of pressure generated by programmed intermit-tent epidural bolus (PIEB) or continuous epidural infusion (CEI). Open J Anesthesiol. 2013, 3:214–217.

[79] De Jong R H. Dynamics of nerve block. In: De Jong R H, editor. Local anesthetics. St Louis: Mosby, 1994. p. 230–245.

[80] Cardoso M, Carvalho J C A. Epidural pressures and spread of 2% lidocaine in the epidural space: influ-ence of volume and spread of injection of the local anesthetic solution. RAPM. 1998, 23:14–19.

[81] Son W, Jang M, Yoon J, et al. The effect of epidural injection speed on epidural pressure and distribution of solution in anesthetized dogs. Vet Anesth Analg. 2016, 41:526–533.

[82] Griffiths R B, Horton W A, Jones I G, et al. Spread of injection and spread of bupivacaine in the epidural space. Anaesthesia. 1987, 42:160–163.

[83] Heldt H J, Moloney J C. Negative pressure in the epi-dural space. Am J Med Sci. 1928, 175:371–376.

[84] Usubiaga J E, Moya F, Usubiaga LE. Effect of thoracic and abdominal pressure changes on the epidural space pressure. Br J Anaesth. 1967, 39:612–618.

[85] Bromage P R. Epidural pressure. In: Bromage P R, editor. Epidural analgesia. Saunders Co: Philadelphia, 1978. p. 160–175.

[86] Zarzur E. Genesis of the 'true' negative pressure in the lumbar epidural space. Anaesthesia. 1984, 39:1101–1104.

[87] Galbert M W, Marx G F. Extradural pressures in the parturient patient. Anesthesiology. 1974, 40:499–502.

[88] Messih M N A. Epidural space pressures during pregnancy. Anaesthesia. 1981, 36:775–782.

[89] Okutomi T, Minakawa M, Hoka S. Saline volume and local anesthetic concentration modify the spread of epidural anesthesia. Can J Anaesth. 1999, 46:930–934.

[90] Burn J M, Guyer P B, Langdon L. The spread of solutions injected into the epidural space. Br J Anaesth. 1973, 54:338–345.

[91] Arakawa M, Aoyama Y, Ohe Y. Epidural bolus injection with alkalinized lidocaine improves blockade of the first sacral segment—a brief report. Can J Anaesth. 2002, 49:566–570.

[92] Cherng C H, Yang C P, Wong C S. Epidural fentanyl speeds the onset of sensory and motor blocks during epidural ropivacaine anesthesia. Anesth Analg. 2005, 101:1834–1837.

第4章 硬膜外麻醉相关基础知识
Fundamentals

早期的前辈使用脊椎穿刺针进行硬膜外阻滞。例如，意大利都灵外科教授阿基勒-多利奥蒂（Achille Dogliotti）（1897—1966）建议使用0.8～1mm直径的针头，比蛛网膜下腔穿刺用的针头稍大，尖端短而钝，以减少刺破硬脑膜[1]（图1.6）。

1931年，罗马尼亚产科教授尤金·阿布雷尔（Eugen Aburel）（1899—1975）介绍了一种通过输尿管丝线导管连续阻断腰部大动脉用于分娩镇痛。20世纪40年代，威廉·莱蒙（William Lemmon）（1896—1974）发明了一种可塑形的针。通过这个针置入一根小橡皮管可以提供持续的脊髓麻醉。与此同时，西雅图牙医拉尔夫·胡贝夫（Ralph Huber）（1890—1953）设计了一种弯头式的长而尖的皮下注射针头，可以减轻注射时的疼痛和减少堵塞针头皮肤进入皮下组织的风险。

梅奥诊所麻醉师爱德华·图希（Edward Tuohy）（1908—1959）认识到Huber针的斜面可能有利于硬膜外导管的放置。另外，为了进一步降低皮肤阻塞的风险，他又增加了针芯。Tuohy把它描述成带有Huber斜面的针。从此，任何带有Huber斜面的硬膜外针就叫作"Tuohy针"。古巴麻醉医师曼努埃尔·库尔韦洛（Manuel Curbelo）（1906—1962）在参观梅奥诊所之后，将Tuohy连续脊髓麻醉技术应用于硬膜外腔，其技术在巴尔的摩由查尔斯·弗劳尔斯（Charles Flowers）（1920—1999）[7]推广至产科人群。

大约10年之后，罗伯特·胡斯特德（Robert Hustead）（1928—2008）手动修改了Tuohy–Huber针的斜面角度。其结果是针开口长度不超过2.7mm，针倾斜角度为12°～15°。20世纪50年代，美国斯普林菲尔德的奥拉尔·克劳福德（Oral Crawford）（1921—2008）开发出一种具有非常短、钝、平斜面的Quincke型硬膜外针，用"悬滴"技术识别硬膜外腔，用于颈胸硬膜外麻醉[9]。杰斯·维斯（Jess Weiss）（1917—2007）在硬膜外针上添加了"固定翼"。他认为在硬膜外针中添加固定翼，才能让双手缓慢地推进针头。同时当针头进入硬膜外腔时，观察到液滴消失。

到20世纪下半叶，世界各地已广泛应用硬膜外镇痛。硬膜外针、导管和注射器的设计与制造也出现了一些创新。然而，目前市场上销售的Tuohy针的物理性能却有很大的不同：即使是同样的尺寸，不同制造商的针长、宽度、角度和斜长也可能不同。过去用于连续脊髓和硬膜外技术的丝质或弹性胶质输尿管导管，现在已由尼龙、聚乙烯和聚四氟乙烯等材料制成的导管代替。这些材料显著提高了导管的柔韧性和强度。

© Springer Nature Switzerland AG 2020 1
G. Capogna, *Epidural Technique In Obstetric Anesthesia*,
https://doi.org/10.1007/978-3-030-45332-9_4

另外，注射器也发生了很大的变化。从20世纪40年代广泛使用的可重复用玻璃注射器，到目前市场上由聚丙烯制造的一次性低摩擦注射器，专门用于成功定位硬膜外间隙。不同制造商的设备差异可能需要医生重新调整触觉、力度以及进入硬膜外腔的角度。

4.1 硬膜外装置

4.1.1 硬膜外针

用于产科患者的硬膜外针，也就是用于腰段硬膜外阻滞的硬膜外针，常被称为Tuohy针。尽管针尖结构的变化使它有时更接近Hustead针的设计。另外，不同厂家的针尖斜面可能存在显著差异（图4.1）。

在所有情况下，针头的斜面通常是钝的，这样可以使操作者的触觉得到最大程度的提升，并且稍稍向上弯曲（Huber斜面），引导导管向头侧移动。斜面的长度为2.32~3.26mm，宽度为1.20~1.34mm。针头弯曲的角度为12°~16°。导管斜面弯曲的最小长度需要导管能离开斜面，为1.0~1.63mm。

专门设计用于胸段硬膜外阻滞和悬滴技术的Crawford型针头，针尖短钝且斜面平坦，在产科硬膜外麻醉中应用较少（图4.2）。市售的硬膜外针从针座至针尖的长度可达8~15cm。针梗通常以

1cm为单位，由浅色和深色的刻度交替标出，这样就能推断出针被插入的长度。最常用的硬膜外针大小为16~19G。针的号数越大，针越细。

Gauge是一种古老的测量厚度的方法，它起源于19世纪英国的铁丝工业，当时还没有一个通用的厚度单位。在那个时候，Gauge是一种专门用于制造商和工业部门所特有的尺寸范围。现在用英寸表示，但是尺寸的顺序并不是线性的[11]。制造商之间的差异可体现在针的内径和外径，甚至在相同的规格范围内也不同[12]。

一些制造商的包装盒里包括一个可连接针头的独立翼片，用于胸腔硬膜外悬滴技术[13-14]。但

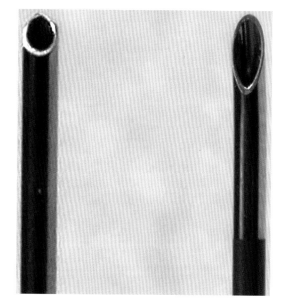

图4.1 Tuohy针：不同制造商之间的针尖斜面也可能存在差异

图4.2 Crawford（左）和Tuohy（右）针

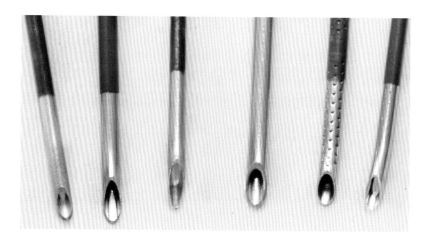

是，其他厂家提供了一些预连接的翼片，其中，一些翼片是无法拆卸的。针上装有闭孔器或针芯（由不锈钢或聚丙烯制成），它的尖端与针头的尖端平齐，防止真皮组织碎片进入下层组织。为了便于识别针的尺寸，针座或探针座通常使用颜色编码。根据屈曲力和位移评估，不同厂家针的硬度和延展性可能存在显著差异[12]。

4.1.2 硬膜外注射器

现在广泛使用专门设计的注射器以促进阻力消失技术（loss of resistance technique, LORT），且目前已有许多产品可用（图4.3）。注射器主要有3种用途：抽吸，用阻力消失技术识别硬膜外腔，注射溶液。

塞杆应完全插入针筒内，针头的凹面鲁尔接头牢固地连接在注射器针筒上凸面鲁尔接头上。然后，随着向后拉塞杆柄，液体就会通过针头吸进针筒。如果针尖完全留在液体里，把塞杆柄向后拉的时候，空气就不会进入针筒。液体量可由针筒上的刻度标记读出。若无刻度，则针筒的总

体积应与最初设定的无阻力注射器大小相符。推压塞杆柄，溶液就会排空。

在19世纪的医疗器械制造商赫尔曼·维尔芬·鲁尔之后，一个使注射器与针头之间不泄漏地连接起来的标准化匹配系统出现，它被叫作鲁尔接头。用于固定的鲁尔接头有2种方式，一种是鲁尔锁接头，另一种是鲁尔滑动接头。鲁尔锁在注射器凸面鲁尔锁上固定凹面鲁尔锁装置，用螺纹锁住注射器。鲁尔滑动固定仅通过注射器筒体内锥形接头与外锥形接头之间的摩擦力来保持。

注射器可以由玻璃或聚丙烯类的塑料材料制成。现代无阻力玻璃注射器具采用平滑运动塞杆设计，目的是促进硬膜外腔定位。一次性的塑料无阻力注射器是专门设计来促进硬膜外腔定位的低摩擦注射器，对硬膜外腔的检测灵敏度极高。它通常有2个肋状的塞子，用来防止吸气时漏气。

4.1.3 硬膜外麻醉设备

市场上有一些自动机械设备试图降低硬膜外技术失败率[15-17]。不幸的是，仅有少数几篇文章

图4.3 硬膜外穿刺可感受阻力消失的注射器

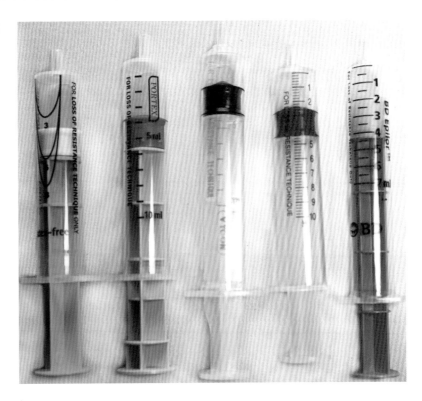

报道了它们的使用情况。尽管有一项英国调查报道它们用于大约1%的病例，但是它们在全球临床产科实践中的使用情况并不清楚[18]。

自动检测硬膜外腔可通过弹性条将持续正压（见Epimatic®注射器）施加到无阻力的注射器活塞（图4.4），或者通过内部压缩弹簧将持续压力施加到活塞上（见图4.5）。当针进入硬膜外腔时，活塞会自动压缩。当Tuohy针头进入硬膜外腔时，由于注射器活塞突然向内运动，就看到了阻力消失。制造商称，有了这些注射器，医生们就能腾出手来更好地控制Tuohy针头插入和握住超声探头。

还有硬膜外球囊：它们由5mL充气球囊组成，气囊插入装置一端，自由端与Tuohy针头相连。球囊可通过其厚厚的橡胶颈部充气，或通过单向阀充气（见Epidural Balloon Vygon®注射器）。把Tuohy针从皮肤推进到棘上韧带，然后把

硬膜外球囊与硬膜外针针座连接，并用2mL空气充气。硬膜外针继续推进，当针穿过黄韧带并进入硬膜外间隙时，球囊就会释放气体。

Epidrum®注射器是一种改进的球囊系统（图4.7），它是一种由两端密封的圆柱形管构成的装置，这样的结构形成了一个腔室。管上端由一张可膨胀的隔膜密封，当硬膜外针进入硬膜外间隙时，膜发生萎陷。该圆柱体壁有两个对立的端口。进气口（凹形鲁尔接头处）有一个与注射器相连的单向阀，出口（凸面鲁尔接头处）与硬膜外针相连接。当硬膜外针穿过皮肤，插入组织，空气被吸入预先连接的5mL注射器内，再注入1mL空气，使隔膜充气。单向阀保证了设备内的空气不会流失。当硬膜外针头进入硬膜外间隙时，它会释放气体，告诉使用者针已经进入硬膜外间隙。临床医师根据接受硬膜外穿刺者的身高、体重以及空气是否漏入组织，决定注入多少空气到

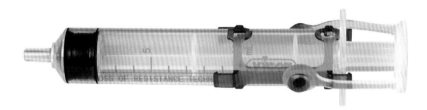

图4.4 Epimatic®注射器：通过弹性条将持续正压施加到无阻力的注射器活塞上以自动检测硬膜外间隙

图4.5 Episure™ AutoDetect™注射器和Epi-Jet®注射器：内部压缩弹簧对塞杆施加恒定压力，当针头进入硬膜外腔时，塞杆会自动压缩

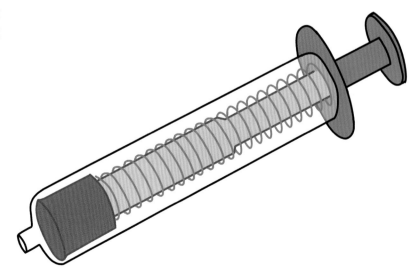

图4.6 硬膜外球囊——Vygon®：当针头穿过黄韧带进入硬膜外间隙时，球囊放气

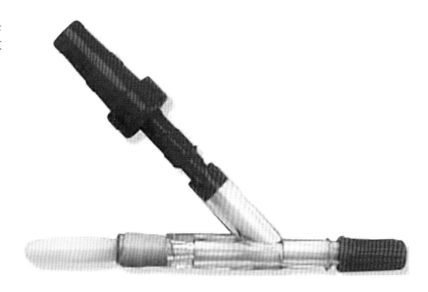

图4.7 Epidrum®注射器：当硬膜外针头进入硬膜外腔时，隔膜萎陷，表明针头已经进入硬膜外腔

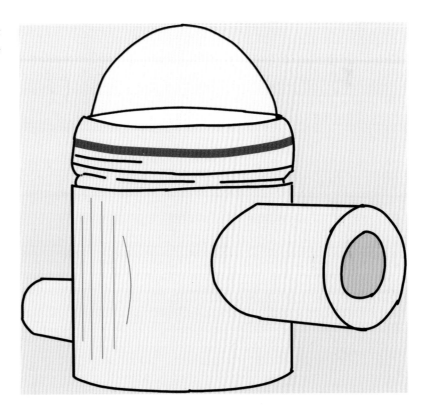

腔室，最多可注射3mL。

另一种改进的气囊系统是LOR指示器注射器™[20]（图4.8）。这种注射器将含3~5mL生理盐水的球囊连接到硬膜外注射器。一旦硬膜外针进入黄韧带，注射器和针头相连，活塞就会向前推进：由于注射器内挤压韧带产生的压力阻力，就会使膜膨胀，形成充气的囊袋。当针头慢慢向前推进（禁止后退），到达硬膜外腔时，囊袋会自动释放生理盐水进入硬膜外腔，并迅速萎缩，说明成功穿刺。

其他基于阻力消失原理的设备包括EpiLong®视觉压力控制注射器和EpiFaith®注射器。

EpiLong®视觉压力控制注射器（图4.9）采用Boyle-Mariotte定律，根据该定律，气体体积与

图4.8 LOR指示器注射器™：当针头到达硬膜外腔时，它会自动释放生理盐水进入硬膜外腔，迅速萎缩，说明成功穿刺

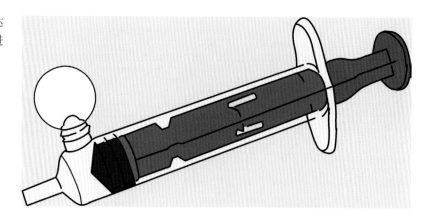

图4.9 EpiLong®可视压力控制注射器：将一根毛细管和放大镜集成到可视压力控制注射器活塞内。当施加压力时，在放大镜中可见压力柱形成。如果在穿过皮肤后，将可视压力控制注射器与硬膜外针连接，并将塞杆向前推压，则毛细管内压力柱会增加。当到达硬膜外腔时，通过毛细管放大镜观察到压力柱的下降，表明阻力消失

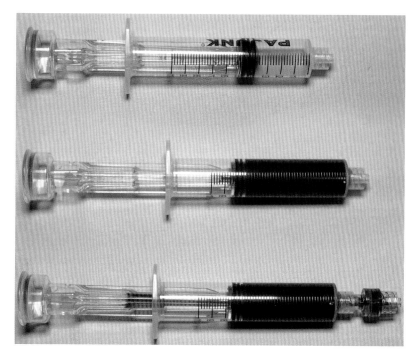

压力之积不变。因此，一根毛细管和放大镜集成到该注射器活塞里。通过放大镜可以看到压力柱是在压力作用下形成的。如果视觉压力控制器与皮肤穿刺后的硬膜外针连接，通过推动塞杆向前压，毛细管内的压力柱就会增加。只要针管顶端有阻力，这种情况就会一直存在。当到达硬膜外间隙时，阻力消失，放大镜下压力柱明显下降。

在EpiFaith®注射器中，当密封系统压力消失时，橡胶轴移动（图4.10）发出警告信号。这一信号表明针尖已经进入了体腔或者处于开放状态。在使用之前，应先测试该装置的功能，通过注入空气堵住出气口，然后推动塞杆直到盖

住色环：松开排气口，橡胶应迅速向前移动。EpiFaith®注射器既可使用液体也可使用空气。注射器注满后，硬膜外针穿过组织直到黄韧带。然后把针芯拔出来，把注满的注射器和针头连接起来。慢慢推动塞杆，压力感应被激活。当橡胶向前移动或者出现色环时，意味着阻力消失，必须停止硬膜外针的推进。

4.1.4　硬膜外导管

用于制造硬膜外导管的材料可能不同，有尼龙和聚四氟乙烯，目的是为了便于置管，减少感

图4.10 EpiFaith®注射器：当密封系统压力消失时，就会触发橡胶轴移动的警告信号

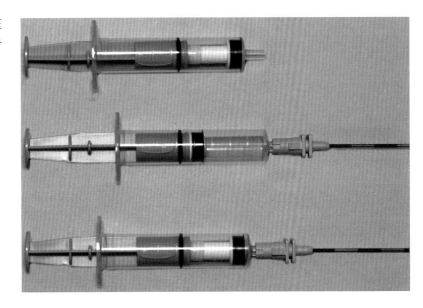

觉异常和血管置管的发生率（图4.11a）。硬膜外导管的材质和设计可能会导致导管的断裂、闭塞、扭曲或打结。

为了便于置管和增加插入成功率，许多市场上出售的导管都是由具有中等弯曲硬度的尼龙混合材料制成。一些尼龙和聚氨酯导管采用不锈钢线圈来增加硬度，而在远端则用较少的线圈来增加柔韧性。

硬膜外导管设计的最新进展是开发钢丝加固的柔性导管。钢丝加固型柔性导管的外壁很薄，通过松散缠绕在末端的钢丝弹簧加固，使导管比传统的非钢丝加固导管更加灵活。导管材料的硬度可能影响感觉异常的发生率。

人们普遍认为软头、柔性导管会导致较少的麻痹，因为当遇到神经根或硬膜外其他障碍时，它们会更容易改变方向。使用在体温下会软化的材料，例如聚氨酯，或者使用缠绕弹簧的聚氨酯导管[22,23]，也可以降低感觉异常的发生率。导管材料还可影响血管内置管的发生率。一般而言，较软且特别灵活的金属丝增强型聚氨酯导管的血管内置管发生率比传统导管低[24]。

导管断裂似乎还与材料的力学性能有关。抗

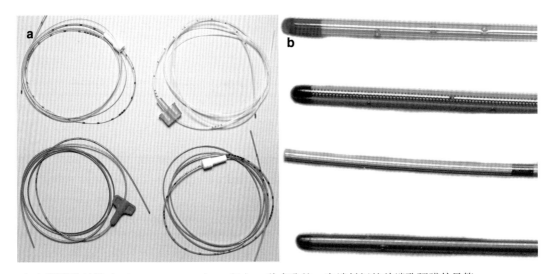

图4.11 （a）硬膜外导管（polymerase circuit）。（b）一种多孔的、尖端封闭的单端孔硬膜外导管

拉强度最低的材料为聚乙烯和特富龙[25]。在拉伸测试机器上，聚氨酯导管能拉伸超过原来长度的300%而不断裂，而其他导管在超过其拉伸极限前已经断裂。与传统无钢丝加固的尼龙导管相比，弹簧缠绕聚氨酯导管的拉伸性明显提高。

导管的堵塞、扭结和（或）打结可能与许多因素有关，包括制造导管的材料、管口构造以及钢丝增强导管时的内线线圈与周围涂层的方法。但是，其他一些因素，如插入深度以及导管与皮肤的固定等，也可能起到重要作用。

钢丝强化导管比非钢丝加强型导管具有更好的抗扭性、流动特性和通畅性。但是，柔性导管可能较难拔出，而且可能在拔除过程中受到严重损伤[29-31]。这些特征可能与导管材料（尼龙、聚氨酯或尼龙–聚氨酯混合物）有关，还涉及将内线弹簧连接至外壁的技术（仅将近端和远端集成在一起，而不是将内线线圈的整个长度整合至外壁）。

导管口的位置和数量可能影响镇痛药的扩散，感觉异常和血管内置管的发生率，以及多室性阻滞的可能性（图4.11b）。多孔封闭导管比单端孔导管更能促进和改善硬膜外腔溶液分布，进而改善镇痛和阻滞效果[32-34]。当导管错位时，它们很可能将脑脊液或血液吸入，从而减少血块或邻近组织堵塞孔口的可能性。

此外，钝头多孔导管的损伤较小，可减少血管内插入的可能性。然而，多端口导管可能导致多室阻断[36]，液体优先从单个或全部端口流出，这取决于注射溶液的速度和压力。

新型开放式单端口弹簧缠绕聚氨酯导管的静脉穿刺相关感觉异常、静脉置管及再置管发生率似乎较低。多端口并不能改善钢丝加固软管的镇痛作用[39]。

一种具有2种不同类型导管优点的硬膜外导管被称为联合端部–多侧孔硬膜外导管[40]，它有7个孔：顶部一个孔，其余向四周排列。它宣称的优点在于端孔能识别不小心插入的血管或蛛网膜下腔，6个侧孔可在端孔或侧孔堵塞时注入液体，而且能提供更好的麻醉液体分布。

硬膜外导管通常有8~9cm，并有标记来指导麻醉师确定硬膜外腔剩余长度。但是，这些标记的位置可能因制造商而异，因为厘米标记是沿着导管不同的距离开始的。很多硬膜外导管都是透明的，有不透射线的特性，这样一旦破裂就很容易定位。

4.1.5 硬膜外过滤器

虽然硬膜外感染的可能性很低，尤其是对于短时间置管的健康患者来说，比如分娩镇痛；但是硬膜外管的微生物定植的确有可能成为硬膜外感染的原因之一。微生物定植可能来自输入液体或输液系统的污染，也可能来源于导管顶端的血源播种，但是最主要的因素是存在于插入部位的生物体沿导管轨道侵入。

对于健康的产科患者，连续硬膜外镇痛中也不需要细菌滤器[42-44]，但是在这种低风险环境下使用细菌过滤器似乎也是合理的。因为在没有使用硬膜外过滤器的情况，即使使用了完全无菌的预防措施，硬膜外导管尖端培养仍可能检测到阳性细菌。但是要记住，严格遵守无菌技术是减少污染的一个重要因素。

过滤器可以基本上分为纤维状和颗粒状2种结构（图4.12和图4.13），它们可以由聚氯乙烯或醋酸纤维素制成。在长期使用硬膜外导管时，颗粒状滤器比纤维滤器更容易黏附致密的细菌悬浮物。硬膜外滤器可能防止异物进入硬膜外腔，但是不能出掉接入滤器前可能进入的异物。一些过滤器由亲水性膜制成，能够双向过滤，并且能够检测吸出的液体。

4.1.6 接头

鞘内导管与静脉导管之间的错误连接可能是

图4.12　过滤器表面（纤维结构放大1000倍，来自[46]，已获得授权）

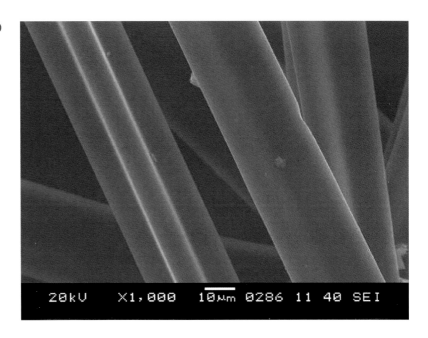

图4.13　过滤器表面（颗粒结构放大5000倍，来自[46]，已获得授权）

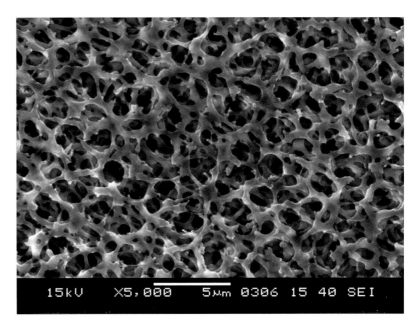

存在的，因为该设备的设计可能导致不小心连接错误的注射器和导管，然后通过意外的错误途径输送药物或液体。这是因为许多不同给药途径的设备可以互相连接。国际标准化组织委员会推动了建立和实施非鲁尔神经轴索接头（图4.14和图4.15）的通用设计规范。联合委员会发布了第53号警报文件，说明了向ISO管道接头新标准过渡期间的风险管理。在新的ISO 80369-6规定中，用于硬膜外麻醉的神经轴索接头和其他应用于神经轴索的接头之间不再适合，除非特别说明，从而减少不相关系统之间错误连接的风险。

更改神经轴索接头时，应遵循ISO 80369-6规定。所有与神经轴索连接的医疗设备最终都会使用80369-6接头。受影响的器械包括腰麻针，神经轴/硬膜外注射器和注射器盖，压力计，Tuohy针，硬膜外导管，硬膜外过滤器，CSE套件（联合麻醉），引流过滤针和引流管，用于压力表的阀门（两头或三头阀门抽头）。因此，该市场将

图**4.14**　自上而下：ISO 80369-6规定的用于硬膜外麻醉的神经轴索接头，标准鲁尔锁和标准鲁尔滑动式注射器

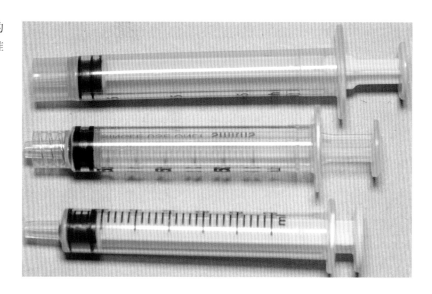

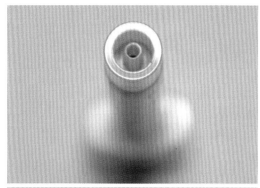

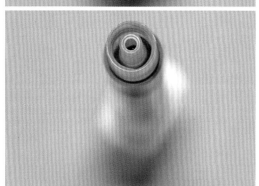

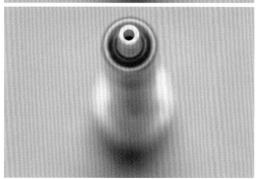

图**4.15**　自上而下：ISO 80369-6规定的用于硬膜外麻醉的神经轴索接头，标准鲁尔锁和标准鲁尔滑动式注射器（从上方观察）

生产更加安全的硬膜外接头，这些接头不会将硬膜外设备（针头、硬膜外导管、过滤器和注射器）与静脉鲁尔接头或静脉输液针头相连接，从而降低连接错误的风险和意外注射硬膜外腔药物的可能性。

4.2　患者体位

硬膜外阻滞可采用侧位或坐位（图4.16）。分娩镇痛时插入硬膜外导管的患者体位，一般与麻醉医师个人喜好有关，胎儿情况或母体因素影响较小。医生可能会选择他/她学习硬膜外穿刺时所学的体位。本书作者最喜欢的体位是侧卧位，这是来自科学和临床上的证据，而不是来自他是如何学会这种技术的。

侧位时主动脉压力最小，胎盘血流量更多。因为通过直接测量子宫血流量发现，与坐位相比，侧卧位更能改善胎盘血流量。此外，侧卧位可以更好地持续监测胎儿心率，降低孕妇直立位低血压的概率。

妊娠期间，妊娠子宫会阻塞下腔静脉，使血液进入椎静脉系统。当伴随血管内容量扩张时，会使硬膜外静脉丛进一步充血。通过改变体位可以使硬膜外神经丛的这些变化最小化。妊娠期由仰卧位改为侧卧位，使充血的硬膜外静脉丛恢复

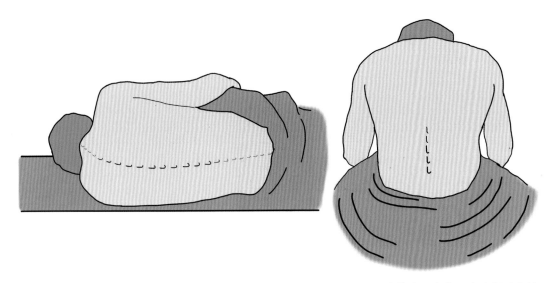

图4.16　患者的体位。侧卧位：患者取侧卧位，背靠床沿，双腿收于腹部，上臂横放于胸前，小臂紧贴床铺，头靠枕头，腹部弯曲。坐姿：患者双腿悬垂于床侧，背对操作者，双臂交叉或屈膝，使肩胛骨内侧边缘远离脊柱

到非孕期大小。与此相反，直立或坐位时腰段硬膜外神经丛内静水压增加。由于这些原因，硬膜外阻滞时置入硬膜外静脉的发生率，侧卧位低于坐位。

　　体位对静水压的影响：不仅影响硬膜外神经丛，也影响脑脊液。坐位时脑脊液压力升高，使硬脑膜鼓胀，增加意外穿刺硬脑膜的概率。因此，侧卧位可降低意外硬膜穿刺的可能性。然而，普遍认为坐姿的优点在于容易保持体位、腰椎中心位置以及减少皮肤与硬膜外腔的距离。由于这些原因，坐位可能特别适合肥胖妇女。然而，肥胖产妇的导管移位发生率较高，可通过侧卧位开始阻滞，使之最小化[53]。

　　虽然硬膜外穿刺过程中的并发症和产妇舒适度不会受到姿势的影响，但是麻醉医师应练习并适应侧卧位操作，因为有些情况下无法使用坐位（胎头受压、脐带脱垂、胎儿肢体出现或需要输血贴片）。此外，使用侧卧位练习的人更容易适应坐姿，但是反过来则不行。

4.2.1　确定患者的位置

　　产妇侧卧位，背靠床沿，双腿收于腹部，

手臂横放于胸前，小臂紧贴床铺，头靠枕头，腹部弯曲。尽量使脊椎棘突平行于工作台，患者很好的弯曲以打开椎间隙。为了达到这个目的，肩部和髂骨应该与工作台平面垂直。但是，由于妊娠，孕妇可能不能很好的弯腰。反复或不当地努力去改善背部弯曲会导致上肩向前推，使脊椎棘突连线旋转，偏离与床表面平行的线，导致在硬膜外穿刺过程中硬膜外针更容易触及椎弓。

　　就坐位而言，最好的办法是让患者的双腿悬吊在床的一侧，背部朝向操作者。患者双臂交叉或平放于弯曲的膝部，使肩胛骨内侧边缘远离脊柱。助手可以使患者的额头靠在胸前。

　　在这2个体位中，最重要的是患者用力弯曲脊柱，使棘突变得更加突出，椎间间隙变宽。大腿向脊柱弯曲不一定导致脊柱弯曲。仅告诉患者坐着时要"向前弯曲"，躺下时要"把膝盖拉到下巴上"，这还不够。这些指示可以获得更好的姿势，比如"像猫一样拱起你的背"或者把手指放在腰上说"我要推你背部的这个部位。"

　　不管患者选择了什么体位，硬膜外麻醉托盘和所有操作用的材料都必须事先放置在推车上供操作人员使用。推车方便地放置在患者的背部和操作者的右手边（除非他/她是左撇子，这时推车

应该放在左边）。

4.3 骨性标记的识别

4.3.1 人工触诊法

在消毒前，医生应检查背部并选择最佳的棘间间隙。中线应通过横向触诊椎体棘突来确定。通过皮肤触诊棘突，可以确定它们是由一条约1cm长的半固态凹陷隔开的，称为"间隙"。当产妇处于屈曲状态时，可以很容易地触摸到。然而，妊娠期间相邻腰椎棘突和若干棘突间的间隙较小，应触诊间隙以确定最宽间隙和可能出现的脊柱侧弯或椎体偏移。

通过髂骨触诊是确定腰椎节段水平的最常用技术。嵴间线是法国外科医生泰奥多尔·蒂菲耶（Thèodore Tuffier）于1901年提出的横跨髂嵴最高点的一条水平线，作为腰椎蛛网膜下腔注射的标志。在一般人群中，连接髂嵴顶部的假想横线（Tuffier线）在L4终板下部和L5终板上部之间的任何位置与脊柱相交[57]。然而，足月产妇会经历身体上的变化，如前凸、骨盆向脊柱长轴旋转、体重增加、Tuffier线可能穿过L3~L4间隙的椎体，

而非L4~L5间隙。因此，产妇的椎体水平比非孕产妇更偏头侧，对足月孕妇实施硬膜外阻滞时应予以考虑[58]。

由于硬膜外间隙在L2~L3处是最宽的，脊髓通常在L1处结束，但也可以延伸到L2处，因此常选用腰中段间隙穿刺。遗憾的是，人工触诊在最后通过超声波进行确认时准确率较低[59-60]。理论上，坐姿能提高精确度。坐姿时，通过触诊两侧髂嵴，能较好地掌握位置，消除腰椎前凸对脊柱的影响，并能更容易确定脊间线。相对于侧卧位（患者躺卧在凹凸不平的平面上），坐位患者体重分布更均匀。侧位时骨盆边缘轴线偏离脊柱，导致Tuffier线的位置发生变化，而坐姿有助于扩大腰椎间隙，使Tuffier线穿过L4~L5间隙。然而，坐位的使用并不能提高触诊的准确性，而且在肥胖患者中准确性会降低[59-61]。幸运的是，在腰麻和腰硬联合麻醉中，穿刺的精确程度并不重要，只要节段在L2以下。

4.3.2 超声鉴别

1971年，博金（Bogin）和斯图林（Stulin）首先使用超声辅助腰椎穿刺。十年之后，考克

图4.17 连接髂嵴顶部的假想横线（Tuffier线）在L4终板下部和L5终板上部之间的某个位置与脊柱相交，但是对于足月产妇来说，这条线可能在L3~L4间隙穿过脊柱（红线）

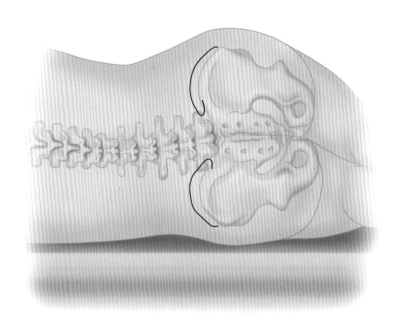

（Cork）描述了使用超声定位腰段硬膜外间隙的方法，1992年华莱士（Wallace）[64]在肥胖孕妇中使用间接超声引导硬膜外麻醉。现在美国国家卫生与临床优化研究所建议在产科镇痛和麻醉中使用超声。

　　详细介绍这种技术不是本书的内容，因为其他地方已经描述了腰段超声扫描来辅助椎管内阻滞的方法。超声有2种不同的方法可以使硬膜外阻滞的实施更加容易：第一种是使用实时超声成像，在无菌条件下观察针进入硬膜外间隙的路径，如第7章所述；第二种方法（操作前超声）是首先扫描患者的腰椎区域，找出中线和棘间间隙，以便在皮肤上做标记。

　　为了提高硬膜外阻滞的性能，可以使用2种不同的方法：第一种是使用实时超声成像，在无菌条件下观察针头进入硬膜外腔的路径，如第7章所述。在第二种方法（操作前超声）中，首先对患者的腰部进行超声扫描，找出中线和棘间间隙，以便在皮肤上标记每个位置。

　　硬膜外穿刺前超声的优点包括：有助于解剖学的可视化、选择正确的椎间间隙、测量皮肤至硬膜外间隙的深度以及设计硬膜外针插入角度（图4.18和图4.19）。这些优点对于患有病态肥胖的产妇和解剖结构改变的患者（如既往行腰椎

图4.18　操作前患者腰部超声扫描图像：L5～L3旁正中斜矢状面观。骶骨呈水平高回声结构，L5椎体呈典型的"锯齿"状。通过中间的间隙可以看到椎管结构（S Baglioni博士供图）

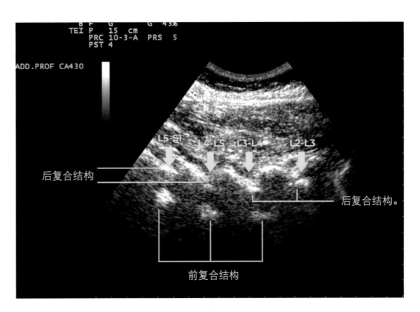

图4.19　操作前患者腰部超声扫描图像：（L3～L4）椎间盘横轴方向的椎间隙（S Baglioni博士供图）

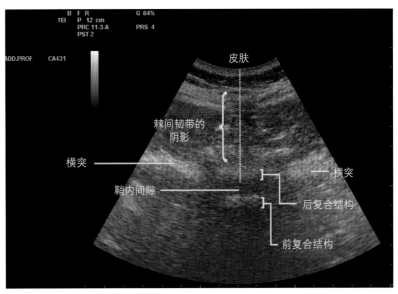

手术和有脊柱侧凸）更有帮助[67]。但是，应该记住，超声定位和人工触诊定位会遇到同样的问题，如果患者在标记后移动，那么腰椎间隙的标记/识别就不准确。

其缺点是腰椎超声不易掌握，需要较高的训练和指导，而且学习曲线较长，教学方法也不规范，可能因机构和国家而异。麻醉前需要额外的时间，这是产科镇痛中面临的一个重要问题。增加的成本还阻碍了这项技术的推广：购买专用超声机可能会导致成本大幅增加（机器本身和医生培训），而且在繁忙的单位中也可能不切实际。

最近开发的SpineNav3DTM技术是一种替代标准超声的方案，它可以通过自动检测脊椎骨标志和深度测量形成单个腰椎扫描的二维图像，并且可以通过口袋大小的电池驱动的超声仪形成腰椎扫描的三维实时成像。该技术可以提供一些基本信息，比如骨标志的检测、硬膜外腔深度的测量

以及准确预测Tuohy针到硬膜外腔的深度（图4.20和图4.21）。

虽然术前超声可能非常有用，建议应用于疑难病例，但是目前超声导引识别产科患者硬膜外和脊髓阻滞标志的技术，不应取代常规传统的标志及触诊技术，因为需要大量研究才能推广应用。事实上，至今尚无大样本的随机盲法研究比较一位经验丰富的麻醉医师在有超声与无超声引导硬膜外操作中的速度、成功率及并发症发生率。的确，在超声研究中进行双盲是非常困难的。缺少双盲会增加偏倚的风险，限制已发表结果的现实意义和影响力。还应该考虑到，与制造商的关系可能影响一些研究的建议，限制这项技术的广泛应用。此外，虽然腰椎超声检查并不直接扫描胎儿，但是它位于妊娠子宫后部附近，长时间扫描可能会影响胎儿[70]。

传统的表面标记技术简单、安全、有效。

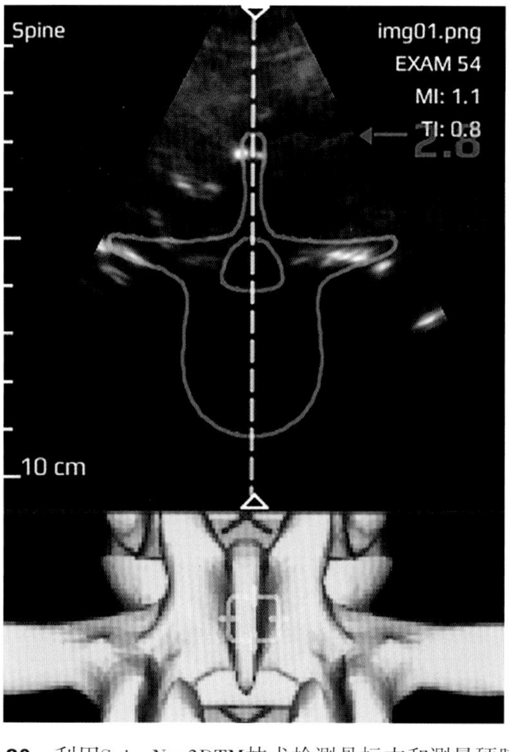

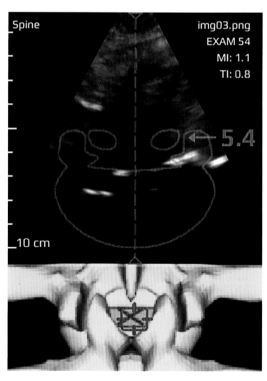

图4.20　利用SpineNav3DTM技术检测骨标志和测量硬膜外间隙深度：中线指示器（白色虚线）和三维脊柱模型。蓝色数字表示皮肤至棘突尖端的深度（cm）（S Baglioni博士供图）

图4.21　利用SpineNav3DTM技术测量骨标志和测量硬膜外间隙深度：中线指示器（红色虚线）和三维脊柱模型。橙色数字表示皮肤至硬膜外腔深度（cm）（S Baglioni博士供图）

相反，对于那些由于表面解剖标志不佳或者脊柱解剖扭曲的患者，超声引导方法的实用性就明显了。

4.4 消毒皮肤

洗手仍然是无菌中最关键的部分，不应将手套视为替代品。戴上帽子、口罩、无菌手套的麻醉医生用消毒液进行大范围涂抹，从髂嵴到床表面。

由于脊髓麻醉后脑膜炎病例不断增多，其中许多病例是由于操作者口腔黏膜上的病原体污染硬膜外或鞘内间隙而造成的，因此，建议使用外科口罩。当消毒液干燥后，检查麻醉托盘上是否有合适的材料。没有必要重复应用[73]。理想的消毒剂应该具有广谱抗微生物作用，起效迅速，作用时间长，不会因血液等有机材料而失去活性，并且不会对皮肤造成不良影响。

麻醉医师在临床实践中使用的消毒剂有许多种，其中聚维酮碘和洗必泰是硬膜外阻滞常用的消毒剂。这2种消毒剂均含有水溶液和酒精溶液。

聚维酮碘对许多革兰氏阳性细菌和革兰氏阴性细菌都有杀菌作用，反对使用它的原因之一是血液和其它有机物质会抑制它的抗菌活性。但是，这个缺点对于椎管内穿刺技术来说并不重要。与聚维酮碘相比，洗必泰的杀菌效果更快、更持久、更好，几乎对所有的细菌和酵母菌都有效。但是，使用洗必泰后插入硬膜外导管的可能性比使用聚维酮碘时低6倍[75-78]。酒精溶液的效果最好，推荐浓度是70%酒精加2%洗必泰。虽然洗必泰明显优于聚维酮碘，但是有报道误将酒精洗必泰注射到产科患者硬膜外间隙后发生了粘连性蛛网膜炎。

有人认为，洗必泰溶液的主要成分酒精可能是一种神经毒剂，但是也有一些实验证据表明，简单的洗必泰溶液也有神经毒性作用。一些指南建议，洗必泰溶液减少外科手术部位感染的优点

超过了遥远的潜在神经毒性[84-86]。但是，建议使用皮肤涂抹法以减少医生使用设备和手套受到污染的风险；建议将洗必泰溶液从阻滞准备车中分离出来；建议在所有情况下需等涂抹的酒精溶液干燥后才开始手术操作，即使这种污染只有当实施脊髓麻醉时才最严重（与硬膜外麻醉相比）。

除了这些考虑外，还应该注意，在硬膜外麻醉中涂抹过量碘的母乳喂养产妇可能会有产后甲状腺素升高的危险，需要重新检测[87]。当使用含0.5%洗必泰的70%异丙醇时，则未观察到这种现象。

不幸的是，最合适和最安全的用于硬膜外麻醉前皮肤消毒的消毒剂还存在争议。误将洗必泰注射入硬膜外腔是罕见的。不过，这种情况还是会发生的，因为洗必泰是一种透明液体，很容易被误认为是硬膜外托盘中的其他液体。

洗必泰的生产商仍然警告该药物不能接触脑膜/神经组织。洗必泰和聚维酮碘对神经元及施万细胞均有细胞毒性作用，但洗必泰的毒性似乎更强，目前尚未发现使用聚维酮碘引起蛛网膜炎的病例。

4.5 浅表组织的局部麻醉

硬膜外操作时的疼痛对产妇来说是非常痛苦的，对这种疼痛的恐惧会导致产妇不愿意接受局部麻醉。不幸的是，局部麻醉剂浸润皮肤也会引起疼痛。

减少注射时疼痛的一种很好的方法是在皮肤表面注射成皮丘，然后缓慢的推进组织内的针头，同时缓慢地注入麻醉剂。理想情况下，针在表层组织浸润时的轨迹应该与随后的Tuohy针相同。

在皮肤浸润后和硬膜外操作前留出足够的时间也非常重要。例如，使用1%利多卡因浸润后，95%患者的起效时间最短为33~85s[91]。一些人认为，使用含肾上腺素和碳酸氢盐的利多卡因可以

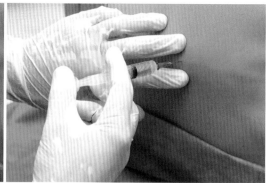

图4.22 浅表组织局部麻醉：与脊柱平行放置的非惯用手食指和中指，表示选择的椎间隙（"标记手指"）。它们有助于正确地将针头放置在椎间隙的中心位置，并指出Tuohy针插入的位置

减少局部麻药浸润引起的浅表出血和疼痛[92]。

最近，在剖腹产神经阻滞之前的局部麻醉中引入了无针注射系统（INJEX™技术）。这些先进的系统可以使药液快速通过一个小孔而不刺破皮肤：高压液体通过组织导致更广泛的药液分布更加广泛，尤其是在疏松的组织。

使用无针系统进行局部麻醉的优点是简单、患者接受度高，尤其是有针头恐惧症的患者。缺点是成本较高，突然产生的噪音可能会吓到患者，以及在输送麻醉剂时产生强烈的压力感。

4.5.1　技术

把非惯用手的食指和中指平行于脊柱放置，以指示所选椎间孔（"标记手指"）。它们有助于正确地将针头放置在脊柱间隙的中心位置，指示Tuohy针的插入位置，直到Tuohy针到达下一位置，即黄韧带（图4.22）。

在提醒患者注意针刺后，一个细针头连接到含1%或2%利多卡因的5mL一次性注射器，例如在选择的椎间间隙进针，穿过皮肤形成皮丘，最后轻轻插入皮下组织直至刺间韧带，同时缓慢注入局麻药液。

针的穿刺角度应与计划的硬膜外针路径相同。无需移动"标记手指"，硬膜外Tuohy针将穿过皮肤皮丘，这个皮丘刚好是在椎间间隙的

正中。

不需要抽吸，因为22G或者25G的针头很难穿透和滞留在非常细小的真皮血管里，特别是当针头不停地往前推进时。而且在所有情况下，局部麻醉剂的总量都达不到中毒剂量。

有些专家倾向于用拇指指甲上的压力或记号笔来标记已确定的穿刺位置，以便进行局部麻醉或导入Tuohy针。然而，个人认为，如果患者移动，医生在硬膜外穿刺时，皮肤上的标记并不一定与先前确定的标志相一致，而这是分娩妇女经常发生的情况。

（郭巧译，陈兵校）

参考文献

[1] Dogliotti A M. Trattato di Anestesia. Torino: UTET, 1935:469.

[2] Aburel E. L'anesthèsie locale (prolongèe) en obstètrique. Bullettin de la Sociètè d'Obstètrique et Gynècologie de Paris. 1931, 20:35–27.

[3] Lemmon W T. A method for continuous spinal anes- thesia. Ann Surg. 1940, 111:141–144.

[4] Huber R L. Hypodermic needle. US patent 2 409 979. October 22, 1946.

[5] Tuohy E B. Continuous spinal anesthesia: its usefulness and technic involved. Anesthesiology. 1944, 5:142–148.

[6] Martinez Curbelo M. Anestesia peridural continua segmentaria con cateter ureteral utlizando la aguja de Tuohy caliber 16 con punta de Huber. La Havana: Reunion Anual de Cirujanos Cubanos; 1947.

[7] Flowers C E, Hellman L M, Hingson R A. Continuous peridural anesthesia and analgesia for labor, deliv- ery and cesarean

section. Curr Res Anesth Anal. 1949, 28:181–189.

[8] Monoject [product data sheet]. St. Louis: Sherwood Medical, 1974, PD-222, 4.

[9] Crawford O B, Ottsen P, Buckingham W W, et al. Peridural anesthesia in thoracic surgery: a review of 677 cases. Anesthesiology. 1951, 12:73–84.

[10] Benhardt A C, Jespersen K, Kodali B S. Anatomy of the epidural needle. SOAP 50th annual meeting, 9–15 May 2018, Miami, Poster S1B-3.

[11] Poll J S. The story of the gauge. Anaesthesia. 2002, 54:575–581.

[12] Dunn S M, Steinberg R B, O'Sullivan P S, et al. A fractured epidural needle: case report and study. Anesth Analg. 1992, 75:1050–1052.

[13] Russell R. The need for epidural wings. Anaesthesia. 2005;60:1048–1049.

[14] Patrick A, Miller C. More on epidural needle wings. Anaesthesia. 2006, 61:405–406.

[15] Kartal S, Kosem B, Kilinc H, et al. Comparison of Epidrum, Epi-Jet, and loss of resistance syringe technique for identifying the epidural space in obstetric patients. Niger J Clin Pract. 2017, 20:992–997.

[16] Duniec L, Nowakowski P, Sieczko J, et al. Comparison of the techniques for the identification of the epi-dural space using the loss of resistance technique or an automated syringe. Anaesthesiol Intensive Ther. 2016, 48:228–233.

[17] Riley E T, Carvalho B. The Episure syringe: a novel loss of resistance syringe for locating the epidural space. Anesth Analg. 2007, 105:1164–1166.

[18] Wantman A, Hancox N, Howell P R. Techniques for identifying the epidural space: a survey of practice among anesthetists in the UK. Anaesthesia. 2006, 61:370–375.

[19] Sawada A, Kii N, Yoshikawa Y, et al. Epidrum: a new device to identify the epidural space with an epidural Tuohy needle. J Anesth. 2012, 26:292–295.

[20] Xiaofeng L, E-er-dun W, Quing Y, et al. Clinical application of a novel developed pressure bladder indicator in lumbar epidural puncture. J Clin Anesth. 2015, 27:543–545.

[21] Bouman E A, Gramke H F, Wetzel N, et al. Evaluation of two different epidural catheters in clinical practice: narrowing down the incidence of paresthesia! Acta Anaesthesiol Belg. 2007, 58:101–105.

[22] Banwell B R, Morley-Forster P, Krause R. Decreased incidence of complications in parturients with the arrow (FlexTip Plus) epidural catheter. Can J Anaesth. 1998, 45:370–372.

[23] Terasako K. Reduced risk of intravascular catheterization with a soft epidural catheter. Acta Anaesthesiol Scand. 1999, 43:240.

[24] Mhyre J M, Greenfield M L, Tsen L C, et al. A systematic review of randomized controlled trials that evaluate strategies to avoid epidural vein cannulation during obstetric epidural catheter placement. Anesth Analg. 2009, 108:1232–1242.

[25] Nishio I, Sekiguchi M, Aoyama Y, et al. Decreased tensile strength of an epidural catheter during its removal by grasping with a hemostat. Anesth Analg. 2011, 93:210–212.

[26] Ateş Y, Yücesoy CA, Unlü M A, et al. The mechani-cal properties of intact and traumatized epidural cath- eters. Anesth Analg. 2000, 90:393–399.

[27] Asai T, Yamamoto K, Hirose T, et al. Breakage of epi-dural catheters: a comparison of an arrow reinforced catheter and other nonreinforced catheters. Anesth Analg. 2001, 92:246–248.

[28] Chiu J W, Goh M H. An in vitro evaluation of epidural catheters: tensile strength and resistance to kinking. Ann Acad Med Singap. 1999, 28:819–823.

[29] Chiron B, de Serres T M, Fusciardi J, et al. Difficult removal of an arrow FlexTip Plus epidural catheter. Anesth Analg. 2008, 107:1085–1086.

[30] Asai T, Sakai T, Murao K, et al. More difficulty in removing an arrow epidural catheter. Anesth Analg. 2006, 102:1595–1596.

[31] Bastien J L, McCarroll M G, Everett L L. Uncoiling of arrow Flextip plus epidural catheter reinforcing wire during catheter removal: an unusual complication. Anesth Analg. 2004, 98:554–555.

[32] Michael S, Richmond M N, Birks R J. A compari-son between open-end (single hole) and closed-end (three lateral holes) epidural catheters. Complications and quality of sensory blockade. Anaesthesia. 1989, 44:578–580.

[33] Collier C B, Gatt S P. Epidural catheters for obstet- rics. Terminal hole or lateral eyes? Reg Anesth. 1994, 19:378–385.

[34] D'Angelo R, Foss ML, Livesay C H. A comparison of multiport and uniport epidural catheters in laboring patients. Anesth Analg. 1997, 84:1276–1279.

[35] Segal S, Eappen S, Datta S. Superiority of multi-orifice over single-orifice epidural catheters for labor analgesia and cesarean delivery. J Clin Anesth. 1997, 9:109–112.

[36] Beck H, Brassow F, Doehn M, et al. Epidural cath-eters of the multi-orifice type: dangers and complica-tions. Acta Anaesthesiol Scand. 1986, 30:549–555.

[37] Fegley A J, Lerman J, Wissler R. Epidural multiorifice catheters function as single-orifice catheters: an in vitro study. Anesth Analg. 2008, 107:1079–1081.

[38] Jaime F, Mandell GL, Vallejo M C, et al. Uniport soft-tip, open-ended catheters versus multiport firm-tipped close-ended catheters for epidural labor analgesia: a quality assurance study. J Clin Anesth. 2000, 12:89–93.

[39] Philip J, Sharma S K, Sparks T J, et al. Randomized controlled trial of the clinical efficacy of multiport ver- sus uniport wire-reinforced flexible catheters for labor epidural analgesia. Anesth Analg. 2018, 2:537–544.

[40] Eldor J. Combined end-multiple lateral holes epidural catheter. Reg Anesth. 1996, 21:271–272.

[41] Holt H M, Andersen S S, Andersen O. Infections following epidural catheterization. J Hosp Infect. 1995, 30:253–260.

[42] Abouleish E, Amortegui A J, Taylor F H. Are bacte-rial filters needed in continuous epidural analgesia for obstetrics? Anesthesiology. 1977, 46:351–354.

[43] Yuan H B, Zuo Z, Yu K W, et al. Bacterial colonization of epidural catheters used for short-term postoperative analgesia.

Anesthesiology. 2008, 108:130–137.

[44] Wong C A, Nathan N, Brown D L. Chapter 12: spinal, epidural, and caudal anesthesia: anatomy, physiology and technique. In: Clark V, Vand de Velde M, Fernando R, editors. Oxford textbook of obstetric anaesthesia. Oxford: Oxford University Press, 2016:235.

[45] Sahay M, Dahake S, Mendiratta D K, et al. Bacteriological profile of epidural catheters. JK Sci. 2010, 12:23–26.

[46] Sener A, Erkin Y, Sener A, et al. In vitro comparison of epidural bacteria filters permeability and screening scanning electron microscopy. Rev Bras Anestesiol. 2015, 65:491–496.

[47] Managing risk during transition to new ISO tubing connector standards, Sentinel Event Alert, The Joint Commission. 2014, (53).

[48] Suonio S, Simpanen A L, Olkkonen H, et al. Effect of the left lateral recumbent position compared with the supine and upright positions on placental blood flow in normal late pregnancy. Ann Clin Res. 1976, 8:22–26.

[49] Hirabayashi Y, Shimizu R, Fukuda H, et al. Effects of the pregnant uterus on the extradural venous plexus in the supine and lateral positions, as deter-mined by magnetic resonance imaging. Br J Anaesth. 1997, 78:317–319.

[50] Tsen L C. Neuraxial techniques for labor analgesia should be placed in the lateral position. Int J Obstet Anesth. 2008, 17:146–152.

[51] Hirasawa Y, Bashir W A, Smith F W, et al. Postural changes of the dural sac in the lumbar spines of asymp- tomatic individuals using positional stand-up mag- netic resonance imaging. Spine. 2007, 32:E136–140.

[52] Carlson G D, Oliff H S, Gorden C, et al. Cerebral spi- nal fluid pressure: effects of body position and lum-bar subarachnoid drainage in a canine model. Spine. 2003, 28:119–122.

[53] Hamilton C L, Riley E T, Cohen S E. Changes in the position of epidural catheters associated with patient movement. Anesthesiology. 1997, 86:778–784.

[54] Hamza J, Smida M, Benhamou D, et al. Parturient's posture during epidural puncture affects the dis- tance from skin to epidural space. J Clin Anesth. 1995, 7:1–4.

[55] Vincent R D, Chestnut D H. Which position is more comfortable for the parturient during identification of the epidural space? Int J Obstet Anesth. 1991, 1:9–11.

[56] Stone P A, Kilpatrick W A, Thorburn J. Posture and epi- dural catheter insertion. Anaesthesia. 1990, 45:920–923.

[57] Snider K T, Kribs J W, Snider E J, et al. Reliability of Tuffier's line as an anatomic landmark. Spine. 2008, 33:E161–165.

[58] Kim S H, Kim D Y, Han J I, et al. Vertebral level of Tuffier's line measured by ultrasonography in par-turients in the lateral decubitus position. Korean J Anesthesiol. 2014, 67:181–185.

[59] Parate L H, Manjunath B, Tejesh C A, et al. Inaccurate level of intervertebral space estimated by palpa-tion: the ultrasonic revelation. Saudi J Anaesth. 2016, 10:270–275.

[60] Schlotterbeck H, Schaeffer R, Dow W A, et al. Ultrasonographic control of the puncture level for lumbar neuraxial block in obstetric anesthesia. Br J Anesth. 2008, 100:230–234.

[61] Broadbent C R, Maxwell W B, Ferrie R, et al. Ability of anesthetists to identify a marked lumbar interspace. Anaesthesia. 2000, 55:1106–1126.

[62] Bogin I N, Stulin I D. Application of the method of two-dimensional echospondylography for determin-ing landmarks in lumbar punctures. Zh Nevropatol Psikhiatr Im S S Korsakova. 1971, 71:1810–1811.

[63] Cork R C, Krye J J, Vaughan R W. Ultrasonic localiza-tion of the lumbar epidural space. Anesthesiology. 1980, 52:513–516.

[64] Wallace D H, Currie J M, Gilstrap L C, et al. Indirect sonographic guidance in obese pregnant patients. Reg Anesth. 1992, 17:233–236.

[65] National Institute for Health and Clinical Excellence. Ultrasound-guided catheterization of the epidural space. London: National Institute for Health and Clinical Excellence, 2008. isbn. 1-84629-583-58I.

[66] Chin K J, Karmakar M K, Peng P. Ultrasonography of the adult thoracic and lumbar spine for the central neur-axial blockade. Anesthesiology. 2011, 114:1459–1485.

[67] Vallejo M C. Pre-procedure neuraxial ultrasound in obstet-ric anesthesia. J Anesth Perioper Med. 2017, 5:85–91.

[68] Margarido C B, Arzola C, Balki M, et al. Anesthesiologist' learning curves for ultrasound of the lumbar spine. Can J Anaesth. 2010, 57:120–126.

[69] Capogna G, Baglioni S, Milazzo V, et al. Accuracy of the SpineNav3DTM technology to measure the depth of epidural space: a comparison with the standard ultrasound technique in pregnant volunteers. Open J Anesth. 2018, 8:113–122.

[70] Nelson T R, Fowlkes J B, Abramowicz J S, et al. Ultrasound biosafety considerations for the practic-ing sonographer and sonologist. J Ultrasound Med. 2009, 28:139–150.

[71] Saloojee H, Steenhoff A. The health professional's role in preventing nosocomial infections. Postgrad Med J. 2001, 77:16–19.

[72] Schneeberger P M, Janssen M, Voss A. Alpha-hemolytic streptococci: a major pathogen of iatrogenic meningitis following lumbar puncture. Case reports and a review of the literature. Infection. 1996, 24:29–35.

[73] Malhotra S, Dharmadasa A, Yentis S M. One vs. two applications of chlorhexidine/ethanol for disinfect-ing the skin: implication for regional anaesthesia. Anaesthesia. 2011, 66:574–578.

[74] Bradbury C L, Hale B, Mather I, et al. Skin disin-fection before spinal anaesthesia for caesarean sec- tion: a survey of UK practice. Int J Obstet Anesth. 2011, 20:101–102.

[75] Darouiche R O, Wall M J, Itani K M F, et al. Chlorhexidine-alcohol versus povidone-iodine for sur-gical-site antisepsis. N Engl J Med. 2010, 362:18–26.

[76] Maki D G, Ringer M, Alvarado C J. Prospective randomized trial of povidone-iodine, alcohol, and chlorhexidine for prevention of infection associated with central venous and arterial catheters. Lancet. 1991, 338:339–343.

[77] Sakuragi T, Yanagisawa K, Dan K. Bactericidal activity of skin

disinfectants on methicillin-resistant Staphylococcus aureus. Anesth Analg. 1995, 81:555–558.

[78] Mimoz O, Karim A, Mercat A, et al. Chlorhexidine compared with povidone-iodine as skin preparation before blood culture. A randomized, controlled trial. Ann Intern Med. 1999, 131:834–837.

[79] Pratt R J, Pellowe C M, Wilson J A, et al. Epic2: national evidence-based guidelines for preventing healthcare-associated infections in NHS hospitals in England. J Hosp Infect. 2007;65:S1–64.

[80] Patle V. Arachnoiditis: alcohol or chlorhexidine? Anaesthesia. 2013, 68:425.

[81] Kocabas H, Salli A, Demir A H, et al. Comparison of phenol and alcohol neurolysis of tibial nerve motor branches to the gastrocnemius muscle for treatment of spastic foot after stroke: a randomized controlled pilot study. Eur J Phys Rehabil Med. 2010, 46:5–10.

[82] Miller B. Arachnoiditis: are we accusing the wrong agent(s)? Anaesthesia. 2013, 68:423.

[83] Weston-Hurst E. Adhesive arachnoiditis and vascular blockage caused by detergents and other chemical irritants: an experimental study. J Pathol Bacteriol. 1955, 38:167–178.

[84] Royal College of Anesthetists. Major complications of central neuraxial block in the United Kingdom. Report and findings of the 3rd National Audit Project of the Royal College of Anesthetists, 2009.

[85] Horlocker T T, Birnbach D J, Connis R T, et al. Practice advisory for the prevention, diagnosis, and manage-ment of infectious complications associated with neuraxial techniques. A report by the American Society of Anesthesiologists task force on infectious complications associated with neuraxial techniques. Anesthesiology. 2010, 112:530–545.

[86] Hebl J R. The importance and implications of asep-tic techniques during regional anesthesia. RAPM. 2006, 31:311–323.

[87] Chanoine J P, Boulvain M, Bourdoux P, et al. Increased recall rate at screening for congenital hypothyroidism in breast fed infants born to iodine overloaded moth-ers. Arch Dis Child. 1988, 63:1207–1210.

[88] Chanoine J P, Pardou A, Bourdoux P, et al. Withdrawal of iodinated disinfectants at delivery decreases the recall rate at neonatal screening for congenital hypo-thyroidism. Arch Dis Child. 1988, 63:1297–1298.

[89] Lowings M, Muddanna A, O'Sullivan G. Arachnoiditis: time to return to povidone iodine-alcohol for skin preparation before neuraxial blockade? Anaesthesia. 2013, 68:423–425.

[90] Doan L, Piskoun B, Rosenberg A D, et al. In vitro anti-septic effects on viability of neuronal and Schwann cells. RAPM. 2012, 37:131–138.

[91] Almeida G P, Boos G L, Alencar T G, et al. Onset of 1% lidocaine for skin infiltrative anesthesia. Rev Bras Anestesiol. 2005, 55:284–288.

[92] Carvalho B, Fuller A, Brummel C, et al. Local infiltra- tion of epinephrine-containing lidocaine with bicar-bonate reduces superficial bleeding and pain during labor epidural catheter insertion: a randomized trial. IJOA. 2006, 16:116–121.

[93] Gozdemir M, Demircioglu R I, Karabayirli S, et al. A needle-free injection system (INJEX) with lidocaine for epidural needle insertion: a randomized controlled study. Pak J Med Sci. 2016, 32:756–761.

第5章 硬膜外技术
Epidural Technique

这是多利奥蒂（Dogliotti）[1]用来描述他自己的阻力消失技术以识别硬膜外间隙的话语："当针头穿过横突间韧带一定距离但还未穿过黄韧带进入脊髓管时，将针芯拆卸并连接一支装有生理盐水的注射器。当试图注射盐水时，由于棘间韧带和黄韧带非常致密，只有使用相当大的力量才有可能注射进去。这种阻力是证明针头仍在这些组织的后部纤维中最确切的证据。然后进行以下操作：一只手握住注射器，拇指对活塞施加持续而均匀的压力。另一只手慢慢地将针头推进组织中，当针头穿过几毫米后，握着针头的手会突然感觉到针头的阻力减小，这是由于之前由黄韧带组织造成的阻力减小了。此时，液体可轻易进入，这是针头穿过黄韧带并进入硬膜外腔的强有力证据，这个空间对注入流体没有任何阻力。一旦确认这个位置，针就应该保持不动，因为针尖刚好在硬膜外腔中。任何进针的尝试都将带来穿破硬膜的风险。"

5.1 盐水阻力消失技术

在对产妇进行定位，选择合适的间隙，并对皮肤进行消毒后，按照第4章中的描述进行准确的局部麻醉。

非优势手的食指和中指与脊柱平行放置，指示所选择的间隙（"标识指"）。它们有助于将针头正确地放置在椎间隙中间，指示Tuohy针头插入的标识区。标识指应保持原位，直到Tuohy针头到达下一个目标，即黄韧带。在不移动"标识指"的情况下，将硬膜外Tuohy针通过之前在椎间隙中间的皮肤压痕插入（图5.1）。握住硬膜外针时，手掌放在推杆上，针杆放在优势手的手指之间（图5.2）。

一旦刺破皮肤，硬膜外针应以斜面朝向头侧推进，并注意保持在中线上（图5.3）。针头必须非常缓慢而持续地推进，不能有任何中断，以便在推进过程中能够识别下层组织的不同密度（皮下组织、棘上韧带和棘间韧带）。当针尖到达棘上韧带时，其斜面会遇到韧带密度增加带来阻力。然后，针穿过松散的棘间韧带，其阻力比棘上韧带小得多（产科患者常常感到"阻力消失"），直到感到针尖遇到第三个更大的阻力点，即黄韧带。这种阻力增大的感觉通常伴随"嘎吱"声，表明针头已初步刺入黄韧带的后壁。相反，如果阻力没有变化，针尖可能抵住了骨性的椎弓，任何试图强行进针的行为都可能导致患者因骨膜受到刺激而产生疼痛。在这种情况下，应抽出针头，检查其倾斜角度，并相应改变方向。

一旦针尖接触到黄韧带，立即停止进针，操作者的双手必须改变初始进针位置（图5.4）。当

© Springer Nature Switzerland AG 2020 1
G. Capogna, *Epidural Technique In Obstetric Anesthesia*,
https://doi.org/10.1007/978-3-030-45332-9_5

图5.1　在不移动"标识指"的情况下，将硬膜外Tuohy针穿过先前在椎间隙中间所做的皮肤压痕，准确插入

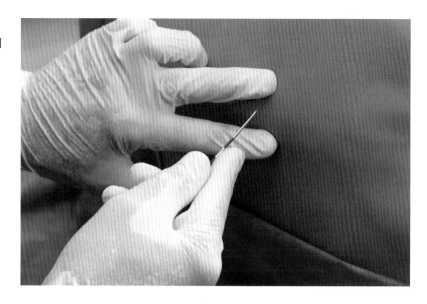

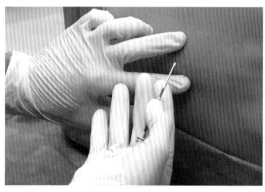
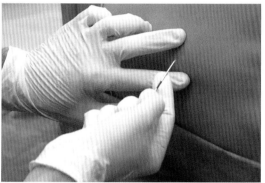

图5.2　握住硬膜外针时，手掌放在推杆上，针杆放在优势手的手指之间

针尖进入硬膜外腔时，非优势手（通常是左手）紧紧地靠在患者的背上，以防止针尖继续前进，拇指和食指夹住针的尾端。用主导手（通常是右手）取下针芯（图5.5），轻轻地将装有不超过5mL无菌盐水的一次性10mL无阻力注射器连接固定在针上。

由于注射器中的内容物（生理盐水）是不可压缩的，所以注射器和针头仅靠操作者对注射器活塞施加的压力而一起前进（图5.6），这时主导手的拇指对注射器的活塞施加持续、稳定的压力。

医生应全神贯注推动活塞、支撑注射器，并了解针头前进时注射阻力变化的意义。如果没有通过对活塞施加压力反馈出针尖所处的位置，

千万不要推进针头。针头完全是靠医生对注射器活塞施加的力量向前移动的。

只要针尖在黄韧带内，就会有很大的注射阻力，拇指对活塞施加的压力会导致针头的前进。将针头非常缓慢地穿过黄韧带的重要性怎么强调都不过分。推进针头穿过3～5mm厚韧带的时间大约是几秒钟。

当针尖从黄韧带进入硬膜外腔时，阻力突然消失，针的前进立即停止，因为施加在活塞上的驱动力因液体突然进入硬膜外腔而被排出（图5.7）。当以这种方式操作时，阻力损失技术是一个"自我阻断系统"，不可能出现不小心的硬膜穿刺。

当斜面完全进入硬膜外腔时，有可能在没有

图5.3 硬膜外针刺入皮肤后，应注意保持在中线上推进

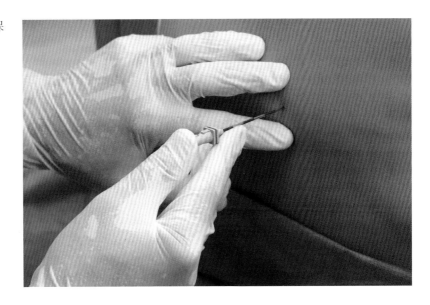

图5.4 当针尖接触到黄韧带后，立即停止进针。当针头进入硬膜外腔时，左手背紧贴患者背部，防止针头前进，拇指和食指夹住针轮毂

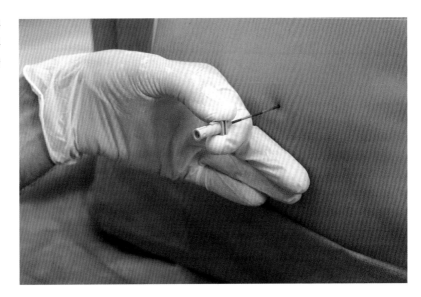

图5.5 右手拔出针芯

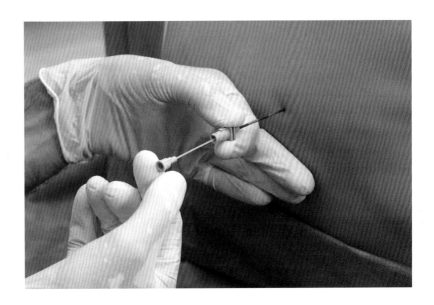

图5.6 针头仅靠操作者对注射器推杆施加的压力而前进

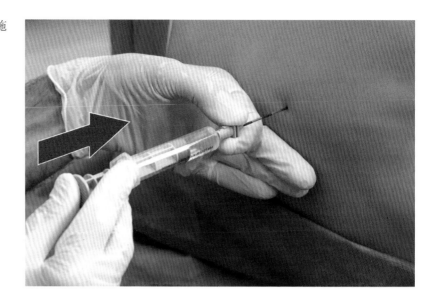

图5.7 针尖从黄韧带进入硬膜外腔。阻力突然消失，针头的前进立即停止，因为施加在活塞上的驱动力因液体突然进入硬膜外腔而被排出

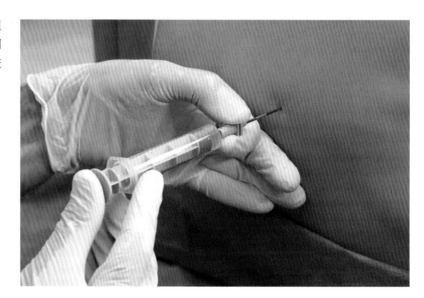

阻力的情况下注射生理盐水。因此，如果操作者经历了阻力的突然明显减少，表明针尖通过了韧带，但仍感到注射不完全自由，针尖可能没有完全进入硬膜外腔，应非常缓慢地将针头推进几毫米，再尝试注射。

当硬膜外针在硬膜外腔定位后，移除注射器（图5.8），观察针头（图5.9）是否出现脑脊液（有时由于硬脊膜的原因，针头可能会漏出几滴注射器内的溶液）或血液。

5.2　假性阻力消失

根据原始技术，针头应进入到黄韧带的背侧；这样一来，最开始的阻力消失很可能是正确的。但在临床实践中，由于担心硬膜意外刺破，硬膜外针通常进入腰部深度为2~3cm或软组织之间的某处。

在这种情况下，针头缓慢推进，只对注射器的活塞施加轻微的持续压力，使得针头在组织内推进过程中可以注入少量的盐水。当针尖到达黄韧带时，应该会遇到明显的注射阻力，可以对活

图5.8 当硬膜外针在硬膜外腔定位后，移除注射器

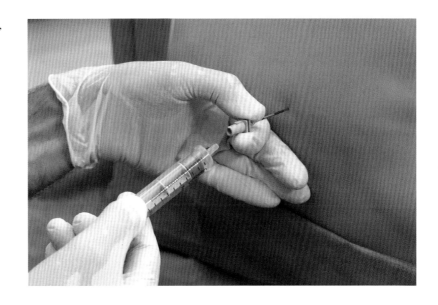

图5.9 观察针头是否有脑脊液或血液出现

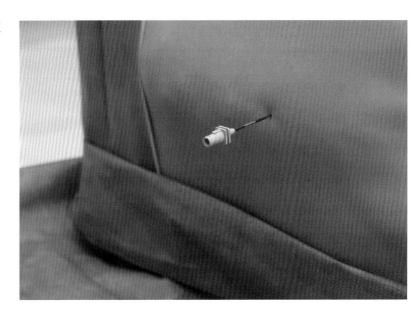

塞施加更大的压力。

使用该技术时，可能会发现很难正确放置硬膜外针，特别是在最初活塞压力很小或没有阻力时。

最常见的情况是，如果针头偏离中线，位于棘间韧带一侧，进入椎旁肌肉，则可能在硬膜外腔的浅层出现假性阻力消失。在这种情况下，阻力的相对减小可能会被误认为是硬膜外腔的阻力消失。有时注射的液体可能在压力下被装入组织平面之间，如果从硬膜外针上拔出针头，可能会从针管流出。此外，如果针头以斜角进入棘间韧带，针尖会从韧带中穿出，进入对侧的软组织，造成阻力消失的感觉。

当感觉有可疑的阻力增加时，必须停止进针。如果针头已经正确地插入黄韧带，对注射器活塞的轻微压力不会导致活塞本身的任何前进。对活塞进一步施加更大的压力，也不会导致活塞本身的任何前进，但会导致针头在组织内的前进，与它进入黄韧带的进程相对应。

如果在活塞上的适度压力反而会导致活塞本身的前进（相当于从针头中漏出几滴液体），那么就有必要怀疑之前感受到的阻力不是黄韧带的

阻力。为了证实这一点，可以注意在活塞的压力下，针头没有前进。这种情况下很可能是一个假阻力，应该小心地、非常缓慢地将针头进一步推进几毫米，并重复这一操作，直到对活塞的适度压力产生阻力，表明针头可能在黄韧带内。

5.3　穿刺针碰骨

尽管插入角度正确，但是硬膜外针在其进入过程中可能无意中碰到骨头。

如果穿刺针的插入深度在椎弓范围内，并且医生之前已经感觉到由于硬膜外穿刺针最初插入黄韧带而引起的典型"嘎吱"声，则可以假设穿刺针已经在黄韧带插入椎板的区域中的某处遇到了椎板（图5.10）。在这种情况下，假设针非常接近黄韧带的全部厚度，这可以通过将针抽出几毫米，并且通过重新定向并在四个方向上再次前进几毫米来达到（头侧、尾侧、内侧和外侧，但通常和最常见的是内侧和颅侧）直到阻力增加（指示针的斜面在黄韧带中）。向前移动必须是轻柔的、渐进的和连续的。每次沿任何方向推进时，必须对注射器活塞施加轻微压力，以验证阻力是否有任何减弱（假性损失）或增加（针头黄韧带中）。

相反，如果针的插入深度不在椎弓的范围内，或者在碰到骨之前没有感觉到阻力增加（或"嘎吱声"）（图5.11），应该记住腰椎椎板的后表面向下和向后倾斜。因此，如果针稍离开正中位置，碰到骨的深度较浅（图5.12），它就会碰到它所碰到的椎板下缘，而如果阻塞较深，它就会碰到骨的上缘。在这些情况下，应再次检查患者的位置，并且必须以不同的倾斜角度重新插入针头。事实上，由于产妇的腹部隆起，她可能不能很好地弯曲背部，并且在该过程中，通过反复努力以改善弯曲或通过她的无意的、不自觉的运动，她可能仅成功地将上肩向前朝向腹部，这使得脊柱的棘突旋转而不与中线（和床表面）平行对准；这样，椎弓在中线上旋转，并且几乎不可避免地被引入中线的针击中。因此，在骨接触的情况下，要做的第一件事是再次检查患者的正确位置。

5.4　针的观察和抽吸

进入硬膜外腔后立即取出针芯（图5.9），观察针是否有液体泄漏。然后用小注射器进行抽吸，因为用小注射器抽吸比用大注射器抽吸更容易，因此如果硬脑膜或静脉被无意中刺破，则更

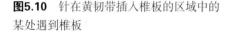

图5.10　针在黄韧带插入椎板的区域中的某处遇到椎板

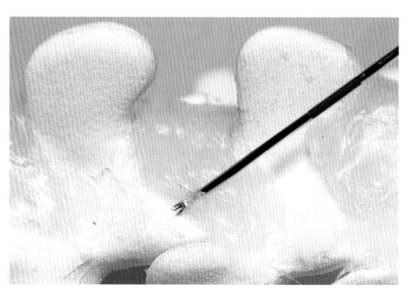

图5.11 针接触到骨深面（椎板边缘）

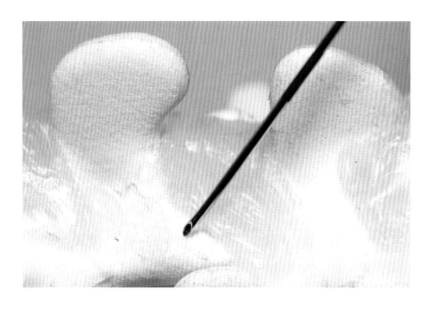

图5.12 针接触骨表面（棘突）

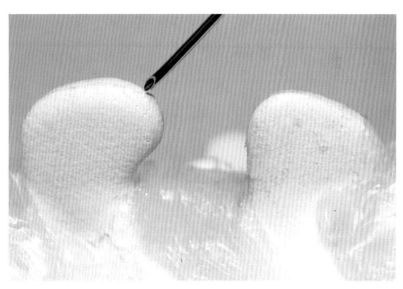

容易检测到脑脊液或血液。

如果血液被吸出，最好放弃并重复该操作。

我们有时很容易把从Tuohy针自由流出的液体当成脑脊液。然而，这在使用生理盐水阻力消失技术进行简单插入期间，观察到Tuohy针（或硬膜外导管）滴下少量透明液体并不罕见。通常，Tuohy针中的几滴液体是由于硬脑膜隆起，可能导致液体通过针回流，特别是如果之前注射了大量盐水且患者背部极度弯曲。在大量生理盐水进入硬膜外腔后，局部硬膜外压力会暂时积聚，导致溶液通过针头快速回流。通常，由于流体回流，引起液滴在30～60s停止；尽管如此，

有时可能难以区分无意的硬脑膜穿刺导致脑脊液（CSF）泄漏和生理盐水从硬膜外针（或导管）滴出。

目前有一些技术可以区分CSF和盐水，包括检测是否存在蛋白质或葡萄糖，温度、pH、浑浊度以及与硫喷妥钠混合后的变化。葡萄糖和pH测试是最敏感（小于95%）的[2]。床旁葡萄糖测定仪和尿液酸碱测试条或pH试纸（CSF的pH在7.317至7.324之间，而生理盐水的pH是7.0），这些在产科病房很容易拿到。如果存在不确定性，测量葡萄糖或pH代表一个足够可靠、快速、简单的方法来确定是否意外穿破硬脑膜。葡萄糖浓度在硬膜

外针中滴漏的生理盐水（几乎为0）和CSF（明显大于0；脑脊液的葡萄糖含量大于0.45gL）的差异明显，半定量的甚至是定性检测[3,4]就已足够。

然而，没有任何一项检测是100%可靠的，因此医生应熟悉各种理化检测，因为有时可能需要一项以上的检测才能正确识别液体的性质[5]。如果对针的正确放置存在严重疑问，最好重新穿刺并选择新的穿刺部位。

5.5　回弹试验和部分针尖进入硬膜外腔的情况

在血液或脑脊液抽吸阴性后，可通过空气或回弹试验进一步检查针的正确放置。将非常少量的空气（1~1.5mL）注入到阻力消失注射器并附着在针头上，然后快速注入。当注射器塌陷且不会重新填充或仅重新填充0.1~0.2mL时，检测结果为阳性。

这种快速注射非常少的空气，与已经在硬膜外腔中的先前注射的液体混合，可能偶尔导致小的空气-水气泡从针毂逸出。如果发生这种情况，则可视为确认硬膜外穿刺针处于正确位置的另一个间接迹象。

当活塞回弹时，可能怀疑针的斜面部分插入硬膜外腔。应小心地将硬膜外穿刺针再推进1mm，通过推动重新连接的充满生理盐水的注射器的针筒进行检查，在活塞完全塌陷（表明完全进入硬膜外腔）后，应重复试验。

当在子宫收缩期间进行检测时，可能导致假阴性检测。

硬膜外腔中针的部分插入斜面也可能是硬膜外导管难以或不可能插入的原因。

5.6　空气阻力消失

液体是不可压缩的，因此从完全阻力到阻力消失的转变是快速且明确的。而空气是可压缩

的，因此它是不如液体理想的物理介质，我们过去所用的注射器是由玻璃制成的、可重复使用的注射器，它被引入并被认为是对盐水丧失阻力的良好替代品，但是"黏性注射器"现象的发生率高到足以让医生考虑替代品。

当注射器内的液体变干并留下黏性残留物时会发生这种情况，这会让注射器的活塞"粘"在针筒上。尽管注射器通常在药液注射后用清洁溶剂冲洗，但如果药液中含有"黏性"物质，则可能无法冲洗掉所有物质。如果发生这种情况，且液体干燥，则剩余残留物将活塞与针筒黏合。

采用空气系统在当时看来是一个合理的折衷方案。

直到20世纪70年代，注射器都是由玻璃制成的，而且不是一次性的，但如今随着专门设计的塑料低阻注射器的广泛使用，最初使用空气的理由就不那么令人信服了，而且有一种从空气转向盐水的趋势[6]。

操作过程和手的位置与充液系统完全相同。唯一的区别在于注射器活塞被操作者的手拇指压缩的方式。活塞上的压力不是连续的，而是断断续续的，交替地快速压缩和释放活塞，允许空气垫赋予活塞一系列反弹振荡（图5.13）。不要在没有同时对注射器活塞施加这些压缩的情况下推进针头。当针头穿过黄韧带进入硬膜外腔，空气垫自身排空进入硬膜外腔时，活塞就会向前弹出。

使用空气的支持者声称，在无意中刺破硬脑膜或因硬脑膜搭棚导致脑脊液反流的情况下，使用生理盐水可能会造成与脑脊液的"混淆"。这可能在针-针联合硬膜外脊柱技术（CSE）中更为重要（见第7章）。然而，在CSE分娩镇痛的阻力消失技术中，使用空气或生理盐水时，硬膜外镇痛失败率或硬膜外导管功能的有效性没有差异[7]。

此外，在硬脑膜隆起的情况下，仅观察到几滴液体，抽吸为阴性。温度、葡萄糖、蛋白质和

图5.13 对空气的阻力损失。活塞上的压力是间歇性的，使空气的缓冲赋予一系列的反弹振荡

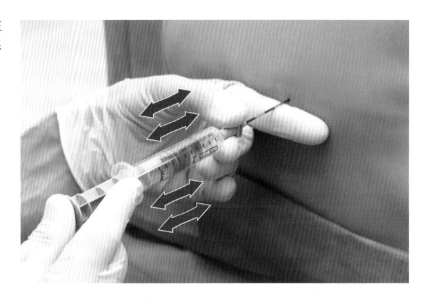

pH在识别来自针头的液体的性质时可能是有用的方法[8]。

使用空气的潜在缺点包括阻滞不全、意外硬脑膜穿刺发生率增加、硬膜外导管插入难度更大、血管内导管插入感觉异常发生率更高以及气脑风险[9,10]。然而，荟萃分析中仅报告了这些潜在缺点中未阻滞节段的风险增加，但对硬膜外腔的定位无差异[11,12]。

关于哪种技术更优，目前尚无共识，个别医生目前使用的是他们认为使用最舒适的技术或教授教给他们的技术。然而，有许多与使用空气相关的严重并发症的病例报告，包括气颅、脊髓和神经根压迫、腹膜后空气、皮下肺气肿和静脉空气栓塞[13]。这些并发症虽非常罕见，但在使用空气时是非常值得关注的，一旦发生将会很严重，这远远超过了使用空气所带来的益处。

我们应该认识到，对空气和盐水的阻力消失技术是2种不同的技术，每个麻醉医生都应该尽早熟悉，因为任何转换都将意味着一个新的学习曲线。

5.7 基于硬膜外负压的技术

"悬滴"技术主要以硬膜外负压为基础。该技术是将一滴液体注入已插进黄韧带的翼形硬膜外针的中心。如图5.14所示，用双手的拇指和食指握住针翼，中指、无名指和小拇指靠在患者背部来保持手的稳定。在连续缓慢进针的同时，持续观察液滴。一旦黄韧带被刺穿，针尖斜面进入硬膜外腔，液滴就会突然被硬膜外腔内的负压吸进针内。

因此，这项技术依赖于当进入硬膜外腔，针尖的压力降低到大气水平以下时，从针毂吸入少量液体。因此，这项技术被用于颈胸段硬膜外阻滞，因为颈胸段硬膜外腔可能存在负压，特别是在患者坐着和吸气时，因为吸气运动将进一步增加的负压传递给硬膜外腔[14]。

在腰硬膜外腔没有自然形成的负压，偶尔监测到的负压是一种假象，是由于黄韧带在穿刺针前方隆起，一旦穿刺成功后黄韧带迅速返回到原位置。而且，在妊娠期和分娩期间，硬膜外腔的压力范围为4～30mmHg，远高于大气压值[16,17]。

因此，笔者完全同意布罗米奇（Bromage）教授所说的"在腰椎区域使用悬滴试验是不合逻辑的，该技术应局限于胸段和颈胸段穿刺"[18]。而且这不仅适用于悬滴技术，也适用于任何基于硬膜外负压的技术，如硬膜外球囊或其他类似装置（见第4章），所以将它们用于产科患者和腰段硬

图5.14 "悬滴"技术。这种技术使用硬膜外负压作为寻找硬膜外间隙的标记，方法是在针的轮毂上滴一滴生理盐水

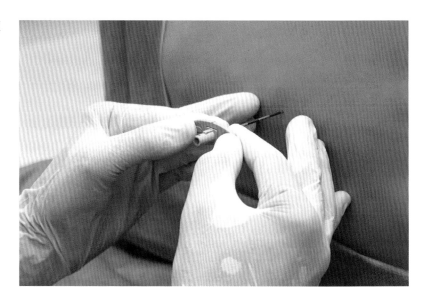

膜外阻滞中是不合理的。

5.8 旁正中入路

这种入路被专门用于棘突倾斜明显的胸中段。虽然旁正中入路不常用于产科患者，但当椎间隙进针困难或患者体表难以定位时，它可作为正中入路的替代方法。

该入路所提倡的技术优势可能在于针尖在硬膜外腔的不同穿刺角度，包括意外穿破硬脊膜的风险小，导管尖端不会挤压硬脊膜和促进硬膜外导管于近正中线位置靠头侧直走[19]。

该入路的典型特点包括进针点范围更广，以及避免了刺穿棘上韧带和棘间韧带。

通过在中线旁注射一个2cm的皮丘，浸润包括椎旁肌和椎板骨膜在内的皮下组织来达到局部麻醉的作用。这种注射不仅是为了产生镇痛作用，而且还为硬膜外针提供了穿刺路径。硬膜外针插入皮肤，穿刺到椎板内侧端，一旦接触到这个结构，就轻柔移针，使针斜面达到椎板的上表面，从而接触到坚韧的黄韧带。随后取出针芯，将装满盐水的注射器连接到针上。然后，按照之前中线入路所描述的方式缓慢而持续地进针，直到突然没有阻力则表明已进入硬膜外腔。

5.9 进针过程中所涉及的作用力

完整描述进针过程中所涉及的作用力是复杂的。尤其是来自组织的针轴作用力与来自注射器活塞作用力之间存在相互作用。复杂的进针动力包括针尖/切削力、轴摩擦力以及非轴向力和扭矩。进针阻力包括针口/组织界面、注射器摩擦力、注射器漏液和盐水压缩力。准确地量化这些微小的力是极其困难的，因此测量进针阻力可能是一个很好的替代指标。

当针穿过皮肤、皮下脂肪和肌肉时，压力会增加。针穿过黄韧带时所监测到的平均最大压力范围为370～500mmHg，相当于4.9～6.6N/cm²，而且几乎不受产妇体重指数的影响[20,21]（图5.15）。

当针尖进入硬膜外腔时，可观察到压力呈指数级下降。当不注入液体时，腰部硬膜外间隙的压力约等于或略高于大气压，但孕妇的压力更高，范围为14～30mmHg[22]。在推注10mL局部麻醉药后，硬膜外腔压力从208mmHg瞬间增加到300mmHg，并在10分钟内恢复到基线值[23]。使用连续加压技术监测妊娠患者硬膜外针尖端压力和注射器活塞压力时，棘间韧带处的流速为（60±30）mm³/s，明显大于黄韧带处的流速（12±13）mm³/s。穿刺黄韧带时的平均

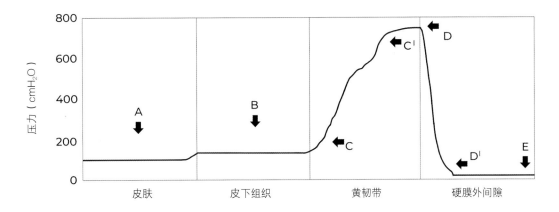

图5.15　针尖穿过不同组织时的压力变化:皮肤（A）、皮下脂肪和肌肉组织（B）、黄韧带（C），最后是硬膜外间隙（E）。点（D）表示硬膜外间隙的入口。箭头（E）表示点（D'）经过5s后的终末残余压力（来自[20]，已获得授权）

压力为（5.0 ± 3.0）N，也明显大于棘间韧带（2.0 ± 1.4）N的压力，即使前者的流速较低。穿刺黄韧带的最大压力为（6.0 ± 3.0）N，也显著大于棘间韧带（4.6 ± 1.3）N[24]的压力。

5.10　导管插入，拔针和导管固定

进针成功后，用优势手将硬膜外导管穿进针头，非优势手（通常是左手）的背部紧贴在患者的背部，拇指和食指则抓住针头中心。

为了增加硬膜外导管朝头侧放置的可能性，可以将硬膜外针的针尖斜面朝向头侧，即使硬膜外导管通过头侧的Tuohy针进入腰椎硬膜外腔，

也只有大约一半几率达到预期的放置水平[25]。应提醒产妇，当导管被推出针尖斜面外几厘米时，她可能会感到臀部或腿部"强烈的刺痛"。这种感觉异常可能发生在硬膜外导管接触脊神经根时，这取决于导管的类型和材质、针的位置（中线、旁正中线）和患者的硬膜外解剖结构。为了减少感觉异常和血管意外穿刺的可能性，应要求患者深呼吸，以便在置管前和期间扩大硬膜外空间[26]。妊娠期腰部硬膜外导管置入血管内的风险可通过以下几种方式降低：患者侧卧位、液体预张（于置管前在硬膜外腔注射5mL生理盐水）、使用单孔和/或线埋式聚氨酯硬膜外导管和将导管置入深度限制在6cm以内[27]。

图5.16　硬膜外导管穿过穿刺针

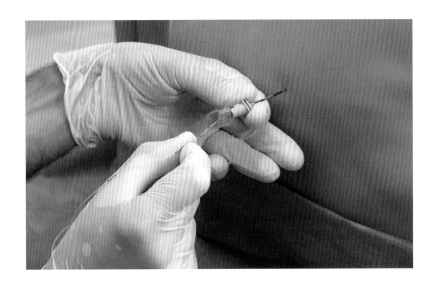

有时难以将导管穿过针尖。这可能是由于穿刺针斜面部分并没有完全进入硬膜外腔，或者穿刺针可能不在硬膜外腔，而是插入黄韧带的表面。在第一种情况下，穿刺针应非常小心地缓慢推进1~2mm，在第二种情况下应重新定位。

偶尔将导管推进1~2cm之后会出现阻力。在这种情况下，导管的尖端可能触及了脂肪垫或血管，或注射部位上方的椎弓根。在这种情况下，轻轻扭转导管轴线通常会改变其尖端的位置，从而可以顺利地进一步推进。一旦导管尖端进入硬膜外腔，通过针头抽出导管可能会导致导管断裂，即使现在大多数的Tuohy针是用圆钝的斜面制作的，这种操作任是不可取的，在任何情况下都应该非常谨慎操作。

在拔针前后，应使用2mL或5mL空注射器抽吸导管，来观察有无血液和脑脊液，这分别是导管意外置入血管内和置入蛛网膜下腔的迹象（图5.17）。

如果吸出血液或带血的液体，应将导管抽出1cm并重新抽吸。如果没有抽吸出血液或脑脊液，应移走注射器，注入1mL空气或生理盐水以排出可能阻塞导管尖端的任何组织。然后再次尝试抽吸。如果没有抽出如何物体，就要采取下一步的预防措施，将注射器分离，把导管的末端置于患者脊柱水平以下，如果导管置入蛛网膜下腔，就会有液体滴漏出来。

在任何情况下，即使是在抽吸试验阴性后，仍建议进行额外的操作，将硬膜外导管的末端放置在患者的床平面以下，观察有无血液或脑脊液的回流。

抽吸试验阴性后，拔除穿刺针。这是一个重要的操作，因为在拔针时，导管可能会从硬膜外腔脱出。用优势手的拇指和食指在距针1~2cm处握住导管，另一只手的拇指和食指从患者背部将针拔出。当非优势手拔除导管时，优势手应尝试推进导管（图5.18）。手术结束后，检查导管距离标记，正确定位导管并再次抽吸。在腰硬膜外

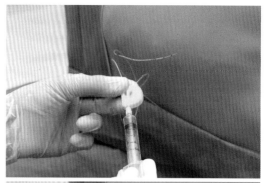
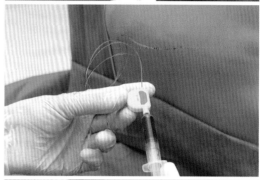
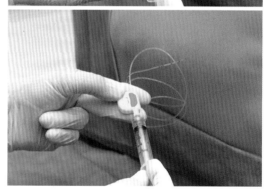

图5.17　硬膜外导管抽吸

腔放置超过5cm的导管可能会偏移到椎间孔，从而导致单侧阻滞的较高发生率，并且尖端进入硬膜外血管的可能性更大，而插入长度过短则容易导致导管脱落[28]。

当导管顶着阻力被推入椎间孔时，导管会穿过椎间隙结缔组织，并可能在椎旁区域发生偏移[29]，这种偏移在硬质导管中更有可能发生，而较少发生于带有内部线圈的柔软螺旋形导管[30]。

硬膜外造影和解剖学研究表明，硬膜外导管置留在硬膜外腔的最合适长度应为2~5cm[31-32]。然后用胶带和粘胶敷料固定导管，以用于预期步骤。理想的固定导管的方法应该包括导管的最佳安全性、检查的便利性和插入部位的无菌性。敷

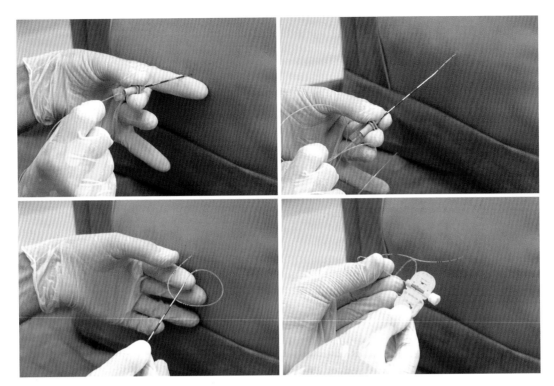

图5.18 拔除硬膜外导管：左手拔出导管时，右手应尝试推进导管

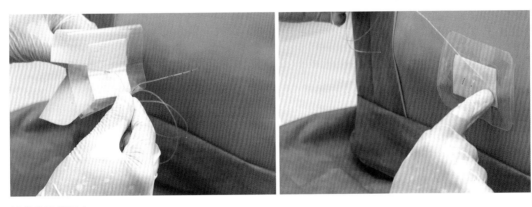

图5.19 硬膜外导管固定

贴不仅必须在干燥条件下发挥作用，在暴露于血液、汗液和硬膜外液体后也必须保持这种功能（图5.19）。

要重视硬膜外导管的充分固定，因为在黏性敷料下，硬膜外导管脱落的百分比可能高达16%[33]。不幸的是，尽管有各种导管固定装置，仍然存在导管位移的问题。

导致硬膜外导管脱落的原因包括：当导管固定在肩部时，患者坐着或移动时硬膜外导管被拖拽；患者出汗；敷料引起皮肤反应如瘙痒或水疱；护理意外；在分娩过程中产妇的运动等。

导管可经椎间孔离开硬膜外腔，引起片状或单侧阻滞。另外，它也可能缩回到背部软组织，导致镇痛失败。幸运的是，导管在皮肤表面的移动并不一定意味着导管尖端的移动，但仍提示导管尖端可能已经移位。超过40%的产妇可能发生硬膜外导管在皮肤表面的明显移位[34]。

将硬膜外导管牢固地粘在取坐位的患者皮肤

上，当患者取侧卧位时，硬膜外导管可能会被拉出硬膜外腔，向皮肤方向移动，移动的距离相当于侧卧位时皮肤距硬膜外腔增加的距离，这很可能是由于硬膜外导管被胶带和硬膜外腔的黄韧带所固定。因此，最好将硬膜外导管贴在与硬膜外间隙距离最大的位置（侧卧位）的皮肤上，尤其是对于肥胖患者[35]来说。

5.11　导管抽吸和测试剂量

使用2mL或5mL空注射器抽吸硬膜外导管，用来观察有无血液和脑脊液，这分别是意外置入血管内和置入蛛网膜下腔的迹象（图5.17）。应在过滤器连接到导管之前进行抽吸试验，因为过滤器可能使抽吸结果不可靠[36]。

抽出大量血液是置入硬膜外静脉的明显征象。在这种情况下，可以尝试将导管从静脉中拔出，方法是将导管连接到一个空的5mL注射器上，并在抽注射器的同时缓慢撤出导管，直到导管内的血液消失，表明导管已经从静脉中出来。然后用几毫升的生理盐水冲洗导管，再次进行抽吸试验。从硬膜外导管流出的大量温热液体也很容易被辨认为脑脊液。

遗憾的是，抽吸试验阴性并不能完全排除硬膜外导管没有置于蛛网膜下腔或血管内。因为硬膜外静脉内的压力低，并且施加负压时，硬膜外静脉容易塌陷，从而可能导致抽吸试验呈阴性的，而且当使用单腔硬膜外导管时，这种情况会更常见[37,38]。注射少量（5mL）生理盐水可以扩张塌陷的静脉，使后续的抽吸试验能够正确识别血管的意外置入。

硬膜外导管抽吸出非常少量的液体可能是由于抽吸了之前为阻力消失而注射的相对大量的生理盐水。区分脑脊液和生理盐水的方法已经在前一段观察硬膜外针的章节描述过。

至少在理论上，多孔导管可以将其孔眼放置在不同的解剖部位中，如果不能识别，则会产

生血管内、蛛网膜下腔和硬膜下注射的组合效应[39]。

由于这些原因，应在抽吸后给予试探剂量，以增加硬膜外导管正确置入的概率。硬膜外试探剂量的目的是检测有无无意中将硬膜外导管置入静脉或蛛网膜下腔，能分别避免阻滞平面过高或全脊髓麻醉药或局部麻醉药中毒。当出现这两种情况之一时，给予试探剂量应产生快速、可靠和容易检测的结果，而不损害母亲和胎儿的安全。

蛛网膜下腔的置入相对容易检测。出于实际原因，通常选择用与麻醉阻滞相同的局部麻醉药。常用利多卡因20～60mg或布比卡因（或左旋布比卡因或罗哌卡因）7.5～12.5mg。应在3～5分钟后寻找腰下段感觉阻滞的征象，最重要的是寻找腿部的运动阻滞，这被认为是几乎100%的特异性和敏感性。当使用相对"高剂量"的局麻药（如40~60mg利多卡因或12mg布比卡因）进行测试时，若出现意外蛛网膜下腔阻滞，则会观察到完全的感觉和运动阻滞，虽然在安全范围内，但产妇可能出现低血压[40]。

判断硬膜外导管血管内的意外置入通常依赖于肾上腺素（15μg），肾上腺素能够产生明显的心率和血压变化，但问题是，在产科静脉注射肾上腺素的阳性率较低，而且可能与不良反应有关[41]。

理想的硬膜外试探剂量应具有较高的灵敏度和特异度。随着灵敏度的提高，能检测到更多的血管内导管置入。高假阳性率（低特异性）将导致对正确定位的硬膜外导管进行不必要的操作。一般来说，硬膜外试探剂量具有较高的灵敏度（大于90%），但特异性较差（约50%）。因此，阴性结果不能保证导管不在血管内或鞘内，它只是降低了血管内或鞘内置管的可能性。同样，阴性结果也不能保证导管在硬膜外腔的正确放置。

因此，检测血管内硬膜外导管置入依赖于反复的导管抽吸、观察由重力引发的导管内液体流出、局部麻醉药未能产生预期的效果，以及通过

缓慢递增的注射方式检测早期局部麻醉药中毒的迹象。对电刺激的运动反应被认为是一种确定硬膜外导管位置的有用方法，但其使用仅限于一些已发表的论文中[42]。

目前还没有一种检测硬膜外导管置入位置的最佳方法。直接检测如抽吸导管是常规的做法。也可考虑间接方法（局部麻醉药和肾上腺素），但可能产生假阳性结果，使患者面临额外的不必要风险。没有一种方法是100%敏感的，而且总有导管从硬膜外腔移位的可能性。

即使在意外的硬脊膜穿刺后，脑脊液也不一定会被抽出来。因此必须保证在每次给药前抽吸导管，并将整个麻醉剂量分成几个小剂量间断的给药。

5.12 确认硬膜外腔导管位置

硬膜外导管尖端的位置是决定能否达到满意的硬膜外镇痛的重要因素，而最佳的确认硬膜外导管置入成功的标志，是在给予足量麻醉药后，得到满意的镇痛（或麻醉）和（或）感觉阻滞的效果。然而在理想情况下，应在硬膜外置管时就发现导管放置不当，若未能及时导管位置不当，则会增加患者不适的持续时间。此外，尽管硬膜外腔导管置入成功，也并不能保证硬膜外腔导管会留在正确的位置。因为硬膜外导管可能随着患者的移动而移动，虽然成功置入硬膜外导管，但给药后不能达到满意的阻滞效果，这可能是由于导管通过椎间孔移动或导管被拔出硬膜外腔。

5.12.1 硬膜外刺激试验

硬膜外刺激试验（EST）是利用硬膜外导管中的生理盐水对穿过硬膜外腔的神经进行电刺激。该试验通过适配器连接硬膜外导管和神经刺激仪。硬膜外导管和适配器预先注入0.2~1mL无菌生理盐水，将神经刺激仪的负极导线连接到适配器的金属轮毂上，正极导线连接到放置在三角肌上的电极上。神经刺激仪的频率设置为1赫兹，脉宽200ms。1~10mA电刺激的运动或感觉反应提示硬膜外导管尖端位置[42]。通过局部麻醉药注射后有效的硬膜外镇痛证实该技术在产科患者中的敏感性为100%[42]，而在手术环境中，其敏感性与硬膜外压力波形分析技术相当（80%~100%）[43]。硬膜外刺激试验（刺激电流<1mA的双侧刺激）也可用于检测硬膜外导管无意置入蛛网膜下腔、硬膜下或血管内[44,45]。

然而，在围术期或产科患者中，进行该试验在技术上可能是困难和繁琐的[46]，并且一旦通过硬膜外导管给予局部麻醉药或患者接受神经肌肉阻滞剂后，该测试就无效了。此外，该试验不能用于已有神经肌肉性疾病的患者。该试验未被广泛采用的原因很可能是这些缺陷，而且除了一些有前景的初步研究后，并没有关于其在产科常规应用的报告。

5.12.2 硬膜外压力波形分析

对在硬膜外腔测得的压力进行转导和绘图，可绘出能够反映心率和外周脉搏波的特异且可重复的波形。这些波形被认为是起源于脊髓，并通过硬脑膜传递到硬膜外腔。因此，通过硬膜外导管而获得的这些与心率同步的脉动波形可确认导管在硬膜外的位置。理论上，在围术期易获得的压力传感器使其成为一种有潜力的方法，可以在置入导管后立即或稍后确认硬膜外导管的位置[47]。

压力传感器放置于患者腋中线水平，与硬膜外导管相连接，同时连接患者心电图及血氧饱和度，然后用5mL生理盐水预充硬膜外导管后，监测屏幕上出现与心脏收缩同步的正压波形，则可认为硬膜外导管放置试验呈阳性[48]。

在一份关于硬膜外分娩镇痛的初步研究报告中，通过硬膜外导管的压力波形分析的敏感度为

图5.20　CompuFlo硬膜外导管检测系统检测到的硬膜外压力波形：（a）节律性搏动，表明导管进入硬膜外腔的位置正确。（b）无节律性搏动，提示导管脱出硬膜外腔

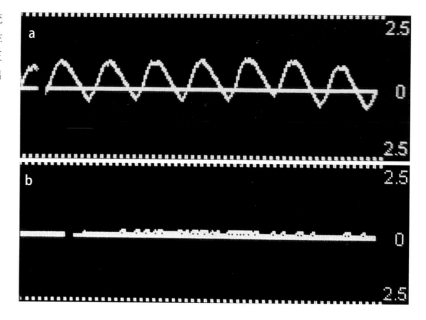

91%，阳性预测值为95%，特异性为83%，阴性预测值为73.8%[49]。该方法尚未被广泛应用，在其应用于临床之前需进行进一步的验证性研究。

近年来，CompuFlo硬膜外导管检测系统（CCS）相继问世。该装置结合了硬膜外腔的客观压力监测（第6.2.2节）和脉冲压力波形监测。利用一种在线的高分辨率压力传感器，该系统能够检测压力和脉冲波形。脉动波形代表了直接或间接检测心血管系统时产生的压力。这反过来也可用于确定针或导管在解剖结构（如硬膜外腔）中的位置。此系统也可以用来确定导管的通畅性，确保导管不存在阻塞。目前，还没有其他集成装置能够识别硬膜外间隙和判断导管的通畅性。虽然尚未公布的初步数据看起来很有应用前景，但这款即将投放市场的仪器目前仍在进行临床研究。

附录1：硬膜外麻醉5步法

1. 针的插入

在不移动"标志性手指"的情况下，硬膜外Tuohy针通过先前精确地在间隙中间制作的皮肤轮插入。

2. 针头前进

针头必须非常缓慢但不断地前进，没有任何中断，以便能够识别底层组织的不同密度。

3. 阻力增加的鉴别（黄韧带）

一旦针尖与黄韧带接触，就会感觉到阻力更大。针的推进立即停止。

4. 注射器与针头的连接（"自堵塞系统"）

在针头上附上一个一次性10mL无阻力注射器，注入不超过5mL的无菌生理盐水。

5. 阻力消失的鉴定（硬膜外间隙）

用优势手的拇指对注射器的活塞施加恒定的压力，并仅通过施加在注射器活塞上的压力推进针头。只要针尖在黄韧带中，注射就有很大的阻力，拇指对活塞施加的压力导致针头前进。当针尖从黄韧带进入硬膜外间隙时，阻力突然消失，针头的前进立即停止，因为液体突然进入硬膜外间隙时，施加在活塞上的驱动力会被排出。

附录2：硬膜外技术——三项即时安全检查

1. 观察针头

观察脊髓液或血液的出现。

2. 针吸法

观察脑脊液或血液。

3. 回弹试验

快速注入1～1.5mL空气。注射器会回弹

附录3：硬膜外技术相关问题的解决

疑似阻力增加/假性阻力消失

（1）停止针的推进。

（2）对注射器活塞施加轻微压力：

（a）如果它不能确定活塞本身的任何推进，并且活塞上的进一步更大压力导致针在组织内推进：针正确插入黄韧带。

（b）如果它导致活塞本身前进，并且针在活塞的压力下不前进，则感觉到的阻力不是黄韧带的阻力。

在这种情况下，可能会怀疑是假性阻力抵抗：

将针缓慢地向前推进几毫米，重复这个动作，直到活塞上的阻力达到中等压力为止。

针尖碰到骨性组织时

（1）如果穿刺针插入的深度在椎弓的范围内。

（2）由于硬膜外穿刺针最初插入黄韧带内，医生会在之前感觉到典型的"嘎吱声"。这意味着针已经在黄韧带插入的区域中的某处遇到椎板。在这种情况下需重新定向并推进针几毫米（最常见的是内侧和头侧），直到感觉到阻力增加。

（3）如果穿刺针插入的深度不在椎弓的范围内。

（4）在遇到骨之前，没有感觉到阻力增加（或"嘎吱声"）。则应检查患者的位置，以不同的倾斜角度重新插入针头。

（舒斌、郑雪梅译，陈元敬校）

参考文献

[1] Dogliotti A M. Segmental peridural spinal anesthe-sia: a new method of block anesthesia. Am J Surg. 1933, 20:107–118.

[2] Walker D S, Brock-Utne J G. A comparison of simple tests to distinguish cerebrospinal fluid from saline. Can J Anaesth. 1997, 44:494–497.

[3] Fah A, Sutton J, Cohen V, et al. A comparison of epi- dural and cerebrospinal fluid glucose in parturients at term: an observational study. Int J Obstet Anesth. 2012, 21:242–244.

[4] ShangY. The pH test paper: a tool for distinguish between the cerebrospinal fluid and saline. BJA. 2016, 117:eLet-ters. https://doi.org/10.1093/bja/el_14017.

[5] Tessler M J, Wiesel S, Wahba R M, et al. A comparison of simple identification tests to distinguish cerebrospi-nal fluid from local anaesthetic solution. Anaesthesia. 1994, 49:821–812.

[6] Wantman A, Hancox N, Howell P R. Techniques for identifying the epidural space: a survey of prac-tice among anaesthetists in the UK. Anaesthesia. 2006, 61:370–375.

[7] Grondin L S, Nelson K, Ross V, et al. Success of spi-nal and epidural labor analgesia: comparison of loss of resistance technique using air versus saline in combined spinal-epidural labor analgesia technique. Anesthesiology. 2009, 111:165–172.

[8] El-Behesy B A, James D, Koh K F, et al. Distinguishing cerebrospinal fluid from saline used to identify the extradural space. BJA. 1996, 77:784–785.

[9] Shenouda P E, Cunningham BJ. Assessing the superi- ority of saline versus air for use in the epidural loss of resistance technique: a literature review. Reg Anesth Pain Med. 2003, 28:48–53.

[10] Van de Velde M. Identification of the epidural space: stop using the loss of resistance to air technique! Acta Anaesthesiol Belg. 2006, 57:51–54.

[11] Murphy J D, Ouanes J P, Togioka M, et al. Comparison of air and liquid for use in loss-of- resistance technique during labor epidurals: a meta-analysis. J Anesth Clin Res. 2011, 2:11. https://doi. org/10.4172/2155-6148.1000175.

[12] Antibas P L, do Nascimento Junior P, Braz L G, et al. Air versus saline in the loss of resistance technique for the identification of the epidural space. Cochrane Database Syst Rev. 2014, 7:CD008938. https://doi. org/10.1002/14651858.CD008938. pub2.

[13] Saberski L R, Kondamuri S, Osinubi O. Identification of the epidural space: is loss of resistance to air a safe technique? A review of the complications related to the use of air. IJOA. 1997, 22:3–115.

[14] Todorov L, Vade Boncouer T. Etiology and use of hanging drop technique: a review. Pain Res Treat. 2014, 2014:146750. https://doi.org/10.1155/2014/146 750.

[15] Zarzur E. Genesis of the 'true' negative pressure in the lumbar epidural space. Anaesthesia. 1984, 39:1101–1104.

[16] Galbert M W, Marx G F. Extradural pressures in the parturient

patient. Anesthesiology. 1974;40:499–502.

[17] Messih M N A. Epidural space pressures during preg-nancy. Anaesthesia. 1981, 36:775–782.

[18] Bromage P R. Epidural analgesia. Philadelphia: WB Saunders Co Pub, 1978. :183.

[19] Blomberg R G, Jaanivald A, Walther S. Advantages of the paramedian approach for lumbar epidural analgesia with catheter technique. Anaesthesia. 1989, 44:742–746.

[20] Rodiera J, Calabuig R, Aliaga L, et al. Mathematical analysis of epidural space location. Int J Clin Monit Comput. 1995, 12:213–217.

[21] Wee M Y K, Isaacs R A, Vaughan N, et al. Quantification of the pressures generated during insertion of an epi-dural needle in laboring women of varying body mass indices. Int J Clin Anesth Res. 2017, 1:24–27.

[22] Nan L, Yang X G, Lian X, et al. Full-term pregnant women have higher lumbar epidural pressure than non-pregnant women: a preliminary report. J Obstet Gynaecol. 2013, 33:50–53.

[23] Gibiino G, Distefano R, Camorcia M, et al. Maternal epidural pressure changes after programmed intermit-tent epidural bolus (PIEB) versus continuous epidural infusion (CEI). EJA. 2014, 31:183–184.

[24] Tran D, Hor KW, Kamani A A, et al. Instrumentation of the loss-of-resistance technique for epidural needle insertion. IEEE Trans Biomed Eng. 2009, 56:820–827.

[25] Beck H. The effect of the Tuohy cannula on the posi-tioning of an epidural catheter. A radiologic analysis of the location of 175 peridural catheters. Reg Anaesth. 1990, 13:42–45.

[26] Igarashi T, Hirabayashi Y, Shimizu R, et al. The epi-dural structure changes during deep breathing. Can J Anaesth. 1999, 46:850–855.

[27] Mhyre J M, Greenfield M L, Tsen L C, et al. A sys-tematic review of randomized controlled trials that evaluate strategies to avoid epidural vein cannulation during obstetric epidural catheter placement. Anesth Analg. 2009, 108:1232–1242.

[28] Beilin Y, Bernstein H H, Zucker-Pinchoff B. The optimal distance that a multiorifice epidural catheter should be threaded into the epidural space. Anesth Analg. 1995, 81:301–303.

[29] Kawaguchi T, Inoue S, Fukunaga A. Clinical analysis of failures in continuous lumbar epidural anesthesia. Masui. 1966, 15:1130–1136.

[30] Uchino T, Miura M, Oyama Y, et al. Lateral devia- tion of four types of epidural catheters from the lum- bar epidural space into the intervertebral foramen. J Anesth. 2016, 30:583–590.

[31] Afshan G, Chohan U, Khan FA, et al. Appropriate length of epidural catheter in the epidural space for postoperative analgesia: evaluation by epidurography. Anaesthesia. 2011, 66:913–918.

[32] Zarzur E. Displaced epidural catheter: a reason for analgesia failure. Rev Bras Anestesiol. 2002, 52:251–254.

[33] Clark M X, Hare K, Gorringe J, Oh T. The effect of locket epidural catheter clamp on epidural migration: a controlled trial. Anaesthesia. 2001, 56:865–870.

[34] Phillips D C, Macdonald R. Epidural catheter migra- tion during labour. Anaesthesia. 1987, 42:661–663.

[35] Hamilton C L, Riley E T, Cohen S E. Changes in the position of epidural catheters associated with patient movement. Anesthesiology. 1997, 86:778–784.

[36] Charlton G A, Lawes E G. The effect of micropore filters on the aspiration test in epidural analgesia. Anaesthesia. 1991, 46:573–575.

[37] Kenepp N B, Gutsche B B. Inadvertent intravascu- lar injections during lumbar epidural anesthesia. Anesthesiology. 1981, 54:172–173.

[38] Norris M C, Ferrenbach D, Dalman H, et al. Does epi-nephrine improve the diagnostic accuracy of aspira-tion during labor epidural analgesia? Anesth Analg. 1999, 88:1073–1076.

[39] Collier C B, Gatt SP. A new epidural catheter. Anaesthesia. 1993;48:803–806.

[40] Camorcia M. Testing the epidural catheter. Curr Opin Anaesthesiol. 2009, 22:336–340.

[41] Guay J. The epidural test dose: a review. Anesth Analg. 2006, 102:921–929.

[42] Tsui B C H, Gupta S, Finucane B. Determination of epidural catheter placement using nerve stimulation in obstetric patients. Reg Anesth. 1999, 24:17–23.

[43] de Medicis E, Tetrault J P, Martin R, et al. A pro-spective comparative study of two indirect meth-ods for confirming the localization of an epidural catheter for postoperative analgesia. Anesth Analg. 2005, 101:1830–1833.

[44] Tsui B C, Gupta S, Finucane B. Detection of subarach-noid and intravascular epidural catheter placement. Can J Anaesth. 1999, 46:675–678.

[45] Tsui B C, Gupta S, Emery D, et al. Detection of subdu-ral placement of epidural catheter using nerve stimu- lation. Can J Anaesth. 2000, 47:471–473.

[46] Förster J G, Niemi TT, Salmenperä M T, et al. An eval-uation of the epidural catheter position by epidural nerve stimulation in conjunction with continuous epidural analgesia in adult surgical patients. Anesth Analg. 2009, 108:351–358.

[47] Ghia J, Arora S K, Castillo M, et al. Confirmation of location of epidural catheters by epidural pressure waveform and computed tomography cathetergram. Reg Anesth Pain Med. 2001, 26:337–341.

[48] de Medicis E, Pelletier J, Martin R, et al. Technical report: optimal quantity of saline for epidural pressure waveform analysis. Can J Anaesth. 2007, 54:818–821.

[49] Al-Aami I, Derzi S H, More A, et al. Reliability of pressure waveform analysis to determine correct epidural needle placement in labouring women. Anaesthesia. 2017, 72:840–844.

第6章　识别硬膜外间隙的新技能和新兴技术
New Techniques and Emerging Technologies to Identify the Epidural Space

在过去的10年中，为了减少硬膜外穿刺的失败率和并发症的发生，人们对定位和确认进入硬膜外腔的新技能和新兴技术进行了探索。

目前，这些技术中的大多数不能用于临床实践，因为它们仍处于实验阶段，尚未上市，或者不适用于产科环境。只有少数技术在临床研究中有使用经验，但其推广范围和目前临床应用情况不明[1]。

而这些新技术对于指导该领域未来研究方向至关重要。

这些新技术旨在：①引导针头穿过组织进入硬膜外腔。②确认针头进入硬膜外腔。③确认硬膜外导管的位置在硬膜外腔。

6.1　引导针头进入硬膜外腔

目前，医生是以盲探的方式引导硬膜外针穿刺进入硬膜外腔，其成功与否取决于术者的专业知识和技能。针头的刺入点主要是通过触诊患者体表标志来确定的，但对于肥胖或椎体解剖异常的患者来说，这种方法比较困难。因为操作者的经验不同，所以入针角度、推进速度、遇到骨组织时针头角度的变化程度等差异很大，同时椎体解剖结构的意外变化都可能会导致穿刺失败。为了克服盲探进针的问题，人们已经提出并开发了

针头追踪系统。

6.1.1　超声波引导的技术

与穿刺前预扫描（第4章）不同，为了使穿刺针能在超声引导下进入硬膜外腔，我们引入了实时二维（2D）超声。遗憾的是，大部分的经验来自少数医疗中心里的部分有经验的操作者。从临床角度来看，实时超声引导下的硬膜外穿刺在技术上很难实现，此技术通常需要两个操作者，并有可能增加将超声凝胶带入硬膜外腔的风险。

此外，另一个主要局限性是难以使针体、针尖和目标组织平面在一个图像中显示。

为此，人们引入了针尖追踪导航工具，通过提高针尖的实时可视化来规避这一限制。

制导定位系统（Sonix GPS）[2,3]（图6.1）使用一个电磁运动追踪系统，其由1个发射器和1个或多个传感器组成。这些传感器根据超声图像定位穿刺针的位置。超声换能器能通过位于针毂上的位置传感器相对于发射器的位置来跟踪它们，使用户能够在超声图像上获得叠加针的运动轨迹和针尖的预期位置的虚拟图像。

该设备可用于穿刺前扫描，也可用于实时超声引导的硬膜外间隙定位。一旦针尖到达皮肤预设穿刺点，GPS导航系统就可以确定针的方向，

© Springer Nature Switzerland AG 2020 1
G. Capogna, *Epidural Technique In Obstetric Anesthesia*,
https://doi.org/10.1007/978-3-030-45332-9_6

图6.1　Sonix GPS™电磁传感器臂（a）与带传感器灯丝的Sonix GPS针（b）（来自[2]，已获得授权）

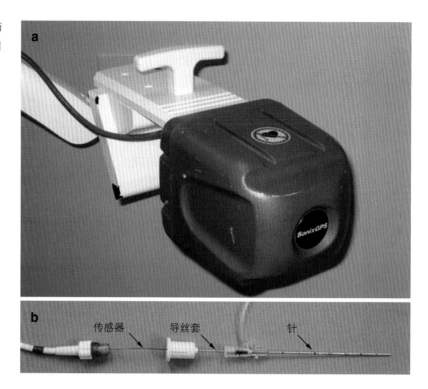

使预测的针的轨迹到达后方的复合体。这种术前扫描利用屏幕上的计算结果提供关于进针点、进针方向和预计深度等信息。初步结果表明，操作时间、图像质量、皮肤穿刺次数以及成功脊柱穿刺的针尖方向调整次数与其他超声技术（手术前和实时）的报告相当[2]。这项技术需要专用穿刺针，目前还不适用于硬膜外穿刺。

现代机器的高计算速度使得获得三维（3D）超声图像并实时显示四维（4D）图像成为可能[4,5]。由于四维超声可同时获得多个视图平面而无需重新放置探头，因此，它有可能改善操作者的空间定位。1份关于尸体解剖的初步报告[4]强调，由于复杂的解剖结构以及空间上变化较大的骨质阴影和伪影，导致获得脊柱高质量3D/4D超声图像极具挑战。此外，4D图像还存在分辨率低、帧率低和针尖可见度低的问题。其他主要的局限是复杂性和成本问题。想要将实验尸体上获得的经验转化到临床上是很难的。操作者需要同时解读2个而不是一个超声图像。一个操作者要同时握住超声探头，引导针头，并可靠地使用生理盐水阻力消失技术。目前市面上的四维超声技术通过

改善操作者的空间定位，可能在超声引导下的硬膜外穿刺中提供更多的优势，但这是以降低分辨率、帧率和针头可见度为代价的。

由于使用当前技术的实时3D/4D超声所存在的缺点，研究者们试图重建患者的3D椎体解剖结构。手术前的离线重建可以生成精细的高分辨率三维图像，以此作为三维模型，随后可用于实时硬膜外间隙定位[6]。然而，这些高分辨率图像的预先采集是复杂、昂贵和耗时的。在图像采集和操作过程中，患者位置的变化会改变预先获得的三维文本的准确性。虽然其被纳入常规操作，但在产科患者中运用是非常不现实的，其可能对已知椎体解剖结构识别困难的患者有作用。需要进一步的研究来评估其成本效益和益处。

随着超声技术和探头设计的进步，现在可以使用非常小的超声探头，并且已经报道了穿刺超声和穿刺超声引导下的实验性（猪模型）超声技术。

将1个直径很小的40MHz的超声探头放在1个18号的Tuohy针上，从针尖上获取硬膜和黄韧带的A模式扫描图像[7]。来自黄韧带的信号消失表明针

进入了硬膜外腔（图6.2）。

另外，1个中心有孔的10mm小尺寸突阵超声探头也是如此，用于硬膜外针的穿刺，并准确地确定了特定的腰椎间隙[8]。

这两种技术都具有提供实时导航的优势，并且可以由1个操作者完成，但它们需要特殊的专门的设备。尽管很有希望，但由于缺乏人体研究，这项技术的前景并不明朗。

6.1.2 硬膜外麻醉的增强现实显像系统

1种增强现实显像系统的样机已被开发出来，它可以帮助操作者识别腰椎水平的结构（用于硬膜外麻醉的增强现实系统，简称AREA）[9]。该系统由1个超声探头实时跟踪的三目摄像系统、1个自动生成腰椎椎体全景图的自动超声全景生成模块、1个图像处理技术，用于自动识别全景图像中

的椎体水平，以及1个图形界面，将识别的水平叠加在患者背部的实时摄像画面上。这种方法已经在志愿者中通过与标准超声的对比得到验证，但还未在临床实践中使用过。此外，这些系统在遇到罕见或畸形解剖结构时的识别能力尚不明确。

6.1.3 声辐射力脉冲成像

超声的1个重要缺点是难以获得清晰的针尖图像，也很难将神经与周围的软组织明确区分开来，因为它们具有相似的声学阻抗。声辐射力成像（简称ARFI）根据组织的弹性特性进行区分，而不像传统超声学根据声阻抗来区分组织[10]（图6.3）。ARFI图像对比度来自组织机械特性的差异，而不是声学特性。ARFI图像是使用诊断超声系统生成的，因此B超和ARFI图像是同时获得的并共同显示的。ARFI图像中的针尖可视性与

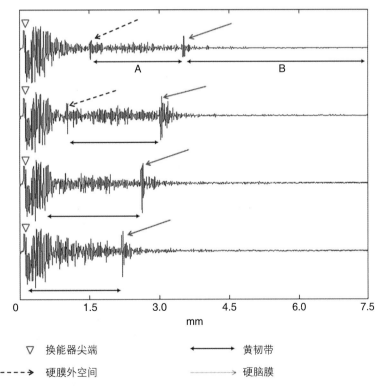

图6.2 具有嵌入式高频超声探头的硬膜外针。在将嵌入式超声探头推进至硬膜外腔期间，接收到的散射A模超声信号。前两个示踪线显示韧带黄（LF）（分别位于针探头前约1.4mm和0.9mm处），第3个示踪线指示当LF距离针探头约0.5mm时，近场噪声与LF信号重叠。第四个示踪线指示针尖即将穿过LF进入硬膜外腔。硬膜外腔被标记为A区域，蛛网膜下腔被标记为B区域（来自[7]，已获得授权）

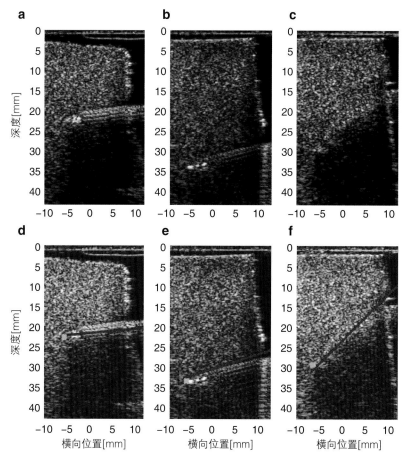

图6.3　基于声辐射力成像（ARFI）的针尖可视化。分别在没有应用（上排图片）和应用（下排图片）针头尖可视化算法的情况下，18G穿刺针在凝结值为200 Bloom的石墨模体中的不同角度的B型模式图像。（a）和（d）显示的是高于水平面10°角，（b）和（e）显示的是16°角，而（c）和（f）显示的是32°角。底排每张图像中的绿色的点表示针尖的位置，该位置是通过在针尖成像平面上将模体一分为二而确定的（来自[11]，已获得授权）

针头插入角度无关，也可将针尖可视性扩展到平面外。

虽然ARFI图像提供了增强的针尖对比度，因为与周围组织相比，针尖的硬度和固定性要大得多，但它不能显示临床医生在进行区域麻醉时寻找相应血管和神经的标志。联合ARFI图像中改进的针尖对比度和B超周围组织的信息，有助于实现复杂椎体声学解剖的可视化[11]。遗憾的是，这项技术在商业化应用之前需要大量的研究和开发。

6.2　识别进入硬膜外腔

第4章中描述的自动化硬膜外装置目前没有取代传统的阻力消失技术。然而，为了消除阻力消失的主观性，已经有了新的标志来识别进入硬膜外腔时刻。

有些人[12]建议将Tuohy针连接到带有正常盐水袋的普通静脉注射器（IV），并使用压力袋将液体袋加压至50mmHg。穿刺针进入硬膜外腔将导致液体流入硬膜外腔，即在静脉注射器的液室中看到液体滴落，以此来确定穿刺针进入硬膜外腔。

但更复杂的是声学穿刺辅助装置（APAD）[13]，它可以量化硬膜外针尖的压力，并在硬膜外间隙定位时提供实时听觉和视觉的压力波形显示。一旦针尖穿过皮肤，APAD就会连接到针毂上，通过硬膜外针保持1个加压的液柱。随着硬膜外针的推进，来自液柱的压力被测量，并以听觉信号和视觉显示为压力轨迹的方式传递。进入硬膜外腔后，视觉显示的压力会突然下降，音频输出的音调也会明显下降。但与传统的阻力消失技术相比，缺乏明显的优越性这一点限制了这种装置在常规临床实践中的使用。

6.2.1 硬膜外压力检测仪

该设备的设计理念是，人体的每一个特定区域可作为没有压力变化的真空状态存在，这样，数字传感器就能识别黄韧带和硬膜外腔之间的压力变化。

硬膜外压力检测仪（Epi-Detection®）的设计是通过感知压力转变为负值来检测硬膜外腔[14]。

该装置由一个印刷电路板（PCB）组成，其中包含一个微型机电系统（MEM）压力传感器和聚碳酸酯喷口，与Tuohy针头相连接。硬膜外压力检测器以预设的压力阈值感知负压，并发出声光警报。压力变化由LED显示为绿色（准备）和蓝色（检测）（图6.4），这样操作者就可以识别穿

刺针，以达到硬膜外腔的准确位置。当连接到硬膜外压力检查仪的Tuohy针穿透黄韧带并遇到硬膜外空间时，硬膜外空间的负压会通过针的内套管传递到硬膜外压力检查仪上。该装置的允许误差范围为–0.5 ~ +0.5mbar。

其可能的局限性是硬膜外压力检测器在黄韧带薄弱或缺失的患者身上可能检测不到压力变化，或者高于或低于其检测范围，在这种情况下，它可能导致假阴性或假阳性。该设备已被用于非产科患者，目前正在进行进一步的临床试验。

6.2.2 连续实时压力感应技术

CompuFlo®硬膜外仪器是一种计算机控制的给药系统，其能够通过在针尖提供连续实时的"出口压力"数据来区分不同的组织类型，并已被验证为检测硬膜外腔的一种有效工具[15-17]。该仪器使用连续的实时压力感应技术，通过连续的流体

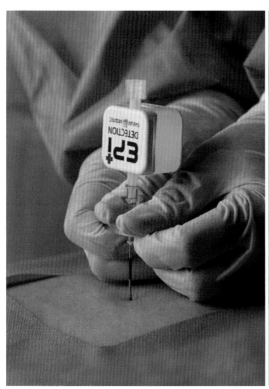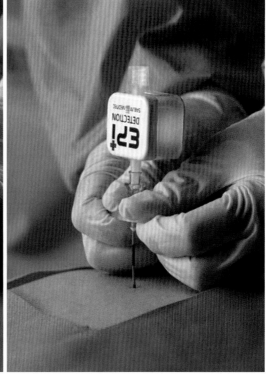

图6.4 硬膜外压力检测器（Epi-Detection®）。压力变化由LED显示为绿色（准备）和蓝色（检测）

路径确定针尖的压力。压力是系统的反馈回路和控制器，从而调节机电马达，以控制流速和系统分配的流体。它向医护人员提供出口压力的声音反馈和视觉图形，使操作者能够专注于注射部位（图6.5）。

这样，医生就有了一种客观、量化的方法来识别硬膜外腔，因为针尖进入硬膜外腔时可以看到图形显示，也可以通过声音的清晰变化来确认，展现了一种典型、可靠的模式。

使用CompuFlo®时，当针尖进入黄韧带，视觉显示器上压力会急剧增加，同时声音的音调也会增加，而针尖进入硬膜外腔时，压力会急剧下降，声音输出的音调也会明显下降。下降的压力维持5s以上则被认为是进入了硬膜外腔。可以得到典型的曲线（图6.6）。

CompuFlo®还可以帮助医生区分因硬膜外针位于硬膜外区域组织内而导致的假性阻力消失和因针头进入硬膜外腔而导致的真性阻力消失，其敏感性为0.83，特异性为0.81[18]（图6.7）。

6.2.3 生物阻抗

生物阻抗是对交流电流动阻力的测量。这一特性可用于区分肌肉、脂肪等组织类型[19]。硬膜外腔的脂肪含量高于黄韧带和蛛网膜下腔或鞘内腔等毗邻的结构，有助于用生物阻抗来识别。用

图6.5 连续实时压力感应技术：CompuFlo®硬膜外仪器

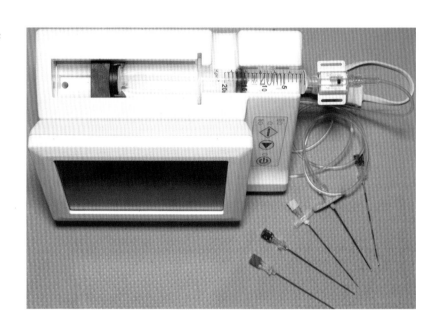

图6.6 在硬膜外空间识别过程中，CompuFlo®硬膜外计算机控制麻醉系统显示的典型压力和容积曲线。针尖进入黄韧带时，压力增大，随后压力突然下降，然后形成低压平台，表明已经到达硬膜外腔。当达到预设的压力极限（130mmHg）时，注射生理盐水停止

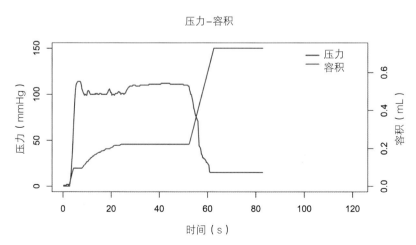

压力−容积

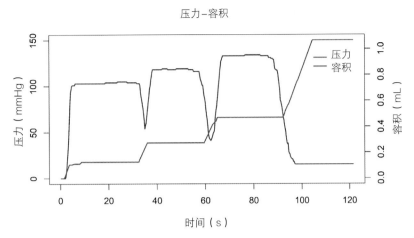

压力-容积

图6.7 在硬膜外腔识别过程中，CompuFlo®硬膜外计算机控制麻醉系统显示的针尖穿刺过程中的虚假阻力消失（假性LOR）的典型压力-容积曲线。假性阻力消失的定义是：压力增加后，压力小幅度下降（通常是小于最大压力的50%），要么不持续，要么不能确定是否代表"低而稳定的压力平台"。如果在压力下降后迅速增加，就将被识别为假性阻力消失，操作者将选择继续推进硬膜外针

硬膜外针测量生物阻抗的变化可以确定硬膜外腔和黄韧带。在阻力消失之前的生物阻抗测量值是黄韧带的。虽然生物阻抗在不同患者之间的绝对值有差异，但黄韧带和硬膜外腔之间的差值是相当稳定的[20]。生物阻抗已与阻力下降有关，并经荧光染色剂证实。因此，它作为定位的独立方法使用还需要进一步研究。目前理论上，当针尖的位置存在疑问时，它可以作为硬膜外腔定位的一种补充工具。此技术的潜在优势是它可以由1位操作者进行操作，并且设备较廉价。

6.2.4 光学反射光谱法

一个特定组织反射或吸收的光强度是不同的，这取决于组织的成分。光学反射光谱（Optical reflectance spectroscop，简称ORS）利用这一特性，根据各种组织的光学吸收来区分它们。可使用通过硬膜外针导入的专用探针在针尖测量光学光谱[21]，或使用嵌入针内的光纤测量[22]。光谱在硬膜外腔和黄韧带之间有明显的不同（图6.8），因此，可以作为识别针尖硬膜外位置的1个工具。猪模型中硬膜外造影证实，这种方法的硬膜外定位的成功率为95%，但此结果是由

经验丰富的操作者解读ORS获得[23]。尽管这似乎是一项很有前途的技术，但其还未在人体上尝试。

6.2.5 光学相干断层成像技术

光学相干断层扫描（Optical coherence tomography，简称OCT）是B型超声的光学类似物，但其测量光的时间延迟和幅度，而不是声音。从组织反射回来的光被用来确定穿透深度，然后创建成像组织的二维和三维图像。虽然成像深度被限制在2毫米左右，但它足以识别紧靠针尖的结构[24]。

这项技术已被用于动物研究，以防在进行经椎管神经根注射时发生意外的神经内注射[25]，但其在硬膜外空间定位中的应用仅为猜测，还未被开发。

6.3 确认导管在硬膜外腔的位置

尽管对硬膜外腔进行了准确的定位，但不能保证穿过针尖的导管一定留在其中。失败的原因可能是硬膜外导管通过椎间孔移出或导管被拉出硬膜外腔。

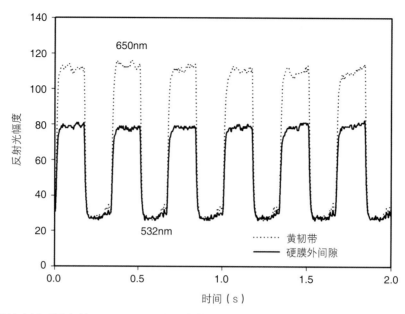

图6.8 使用两种波长的光纤引导穿刺。650和532nm的反射信号显示探针到达黄韧带和硬膜外腔。Y轴表示组织反射光的幅度（峰值代表650nm的波长，波谷则表示532nm的波长）。X轴表示探针穿刺组织时650nm和532nm波长调制的时间过程。点线（针尖位于黄韧带时的反射光），实线（硬膜外腔反射的光）。这两条线说明了在不同时间（即针头在两个不同位置时）获得的反射率，被叠加在一起以呈现视觉上的比较（来自[23]，已获得授权）

硬膜外导管尖端的位置是决定硬膜外镇痛效果是否满意的重要因素。研究者已经提出了在硬膜外穿刺置管过程中确定硬膜外导管尖端位置或进一步研究继发失败的新技术。

6.3.1　近红外跟踪系统

近红外追踪系统由1根光纤线组成，放置在硬膜外导管中，其发出的红外信号可以用红外摄像机进行观察。其已被成功地用于尸体上，以便将硬膜外导管穿刺放置到所需的椎体水平；然而，在肥胖的患者身上，以及当导管通过椎板下或偏离中线时，信号会衰减。其在确认导管在硬膜外腔位置方面的作用还不确定[26]。

6.3.2　超声波

超声通过识别由硬膜外导管注射局部麻醉药物时硬膜外腔的扩张造成的硬膜移动，已被用于准确定位硬膜外导管在婴儿硬膜外腔的位置[27]。

这些方法在成人或产科患者中的使用还未见报道，可能受制于骨化椎体的图像质量。

6.3.3　硬膜外穿刺针的光学纤维技术（Optical Fiber Technology for Epidural Needle，OFTEN）

该系统是基于1个定制的光纤传感器，即所谓的光纤光栅（fiber bragg grating，简称FBG）。FBG实时监测针尖在前进过程中遇到的组织的密度。FBG被集成在传统的硬膜外导管内，该导管穿过硬膜外针。通过实时测量，集成在针腔内的纤维布拉格光栅能够有效地感知针进入硬膜外腔时发生的典型力的下降。

通过动物试验可推断，该设备不仅能够帮助临床医生进行硬膜外阻滞操作，还能通过监测FBG反射信号的强度，来评估硬膜外导管进入硬膜外腔的位置是否正确[28]（图6.9）。

图6.9 硬膜外穿刺针的光学纤维技术（OFTEN）（a）设备。（b）穿刺时记录的信号。（c）导管打结时记录的信号（A. Ricciardi博士供图）

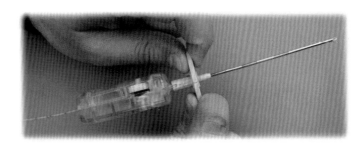

a

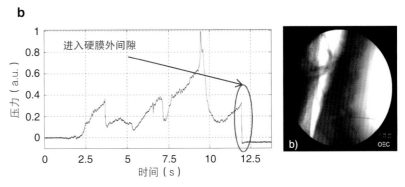

b

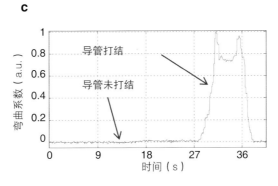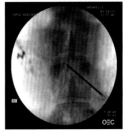

c

6.4 结论

目前，没有任何一种新技术能够取代传统的阻力消失技术。当遇到解剖结构复杂的患者时，术前超声检查越来越多地被用作常规或挽救的方法。在这些新技术中，连续实时压力感应技术是唯一一个已经成功验证并应用于足够数量患者的技术，因此被认为是一种有前途的新工具。

一些新的技术需要进一步确定其安全性，并证明其具有良好的成本-效益优势。证明较低的并发症发生率需要更大规模的研究，尤其是传统技术本身并发症发生率已经较低的情况。大多数新技术都处于发展的早期阶段，目前很难说哪一个更有潜力。

（朱稀雯译，舒斌校）

参考文献

[1] Grau T, Leipold R W, Fatehi S, et al. Real-rime ultra- sonic observation of combined spinal–epidural anes-thesia. Eur J Anaesthesiol. 2004, 21:25–23.

[2] Brinkmann S, Tang R, Sawka A, et al. Single- operator real-time ultrasound-guided spinal injection using Sonix GPSTM: a case series. Can J Anaesth. 2013, 60:896–901.

[3] Wong S W, Niazi A U, Chin K J, et al. Real-time ultra-sound-guided spinal anesthesia using the SonixGPS® needle tracking system: a case report. Can J Anaesth. 2013, 60:50–53.

[4] Belavy D, Ruitenberg M J, Brijball RB. Feasibility study of real-time three-/four-dimensional ultrasound for epi-dural catheter insertion. Br J Anaesth. 2011, 107:438–445.

[5] Clendenen S R, Robards C B, Clendenen NJ, et al. Real-time 3-dimensional ultrasound-assisted infra-clavicular brachial plexus catheter placement: Implications of a new technology. Anesthesiol Res Pract. 2010, 2010. pii: 208025.

[6] Rafii-Tari H, Abolmaesumi P, Rohling R. Panorama ultrasound for guiding epidural anesthesia: a feasibil-ity study. In: Taylor

R H, Yang G Z, editors. Information processing in computer assisted interventions LNCS 6689. Berlin: Springer Science and Business Media, 2011. p. 179–189.

[7] Chiang H K, Zhou Q, Mandell M S, et al. Eyes in the needle: novel epidural needle with embedded high- frequency ultrasound transducer—epidural access in porcine model. Anesthesiology. 2011, 114:1320–1324.

[8] Chen G S, Chang Y C, Chang Y, et al. A prototype axial ultrasound needle guide to reduce epidural bone con-tact. Anaesthesia. 2014, 69:746–751.

[9] Ashab H A, Lessoway V A, Khallaghi S, et al. AREA: an augmented reality system for epidural anaesthesia. Conf Proc IEEE Eng Med Biol Soc. 2012, 26:59–63.

[10] Palmeri M L, Dahl J J, MacLeod D B, et al. On the fea- sibility of imaging peripheral nerves using acoustic radiation force impulse imaging. Ultrason Imaging. 2009, 31:172–182.

[11] Rotemberg V, Palmeri M, Rosenzweig S, et al. Acoustic radiation force impulse (ARFI) imaging-based needle visualization. Ultrason Imaging. 2011, 33:1–16.

[12] Samhan Y M, El-Sabae H H, Khafagy H F, et al. A pilot study to compare epidural identification and catheterization using a saline-filled syringe versus a continuous hydrostatic pressure system. J Anesth. 2013, 27:607–610.

[13] Lechner T J, van Wijk M G, Maas A J, et al. Clinical results with the acoustic puncture assist device, a new acoustic device to identify the epidural space. Anesth Analg. 2003, 96:1183–7.

[14] Lee N, Park S S, Yeul G, et al. Utility of an epidural pressure checker in the administration of trans- laminar epidural blocks. Asian J Pain. 2016, 2:6–9.

[15] Ghelber O, Gebhard R E, Vora S, et al. Identification of the epidural space using pressure measurement with the CompuFlo injection pump—a pilot study. Reg Anesth Pain Med. 2008, 33:346–352.

[16] Capogna G, Camorcia M, Coccoluto A, et al. Experimental validation of the CompuFlo epidural controlled system to identify the epidural space and its clinical use in difficult obstetric cases. Int J Obstet Anesth. 2018, 36:28–33.

[17] Gebhard R E, Moelter-Bertram T, Dobeki D, et al. Objective epidural space identification using continuous real-time pressure sensing technology: a randomized controlled comparison with fluoroscopy and traditional loss of resistance. Anesth Analg. 2019, 129:1319–27. https://doi.org/10.1213/ANE.0000000000003873.

[18] Vaira P, Camorcia M, Palladino T, et al. Differentiating false loss of resistance from true loss of resistance while performing the epidural block with the CompuFlo® epidural instrument. Anesthesiol Res Pract. 2019, 3:518590. https://doi.org/10.1155/2019/5185901.

[19] Kalvøy H, Frich L, Grimnes S, et al. Impedance-based tissue discrimination for needle guidance. Physiol Meas. 2009, 30:129–140.

[20] Patteson S K, Ollis J, Lehmann L, et al. Bioimpedance for identification of the epidural space. Anesthesiology. 2011;A1261.

[21] Ting C K, Chang Y. Technique of fiber optics used to localize epidural space in piglets. Opt Express. 2010, 18:11138–11147.

[22] Desjardins A E, Hendriks B H, van der Voort M, et al. Epidural needle with embedded optical fibers for spectroscopic differentiation of tissue: ex vivo feasi-bility study. Biomed Opt Express. 2011, 2:1452–1461.

[23] Ting C K, Tsou M Y, Chen P T, et al. A new technique to assist epidural needle placement: fiberoptic-guided insertion using two wavelengths. Anesthesiology. 2010, 112:1128–1135.

[24] Zysk A M, Nguyen F T, Oldenburg A L, et al. Optical coherence tomography: a review of clinical devel-opment from bench to bedside. J Biomed Opt. 2007, 12:051403.

[25] Raphael D T, Yang C, Tresser N, et al. Images of spi-nal nerves and adjacent structures with optical coher-ence tomography: preliminary animal studies. J Pain. 2007, 8:767–773.

[26] Chiu S C, Bristow S J, Gofeld M. Near-infrared track-ing system for epidural catheter placement: a feasibil-ity study. Reg Anesth Pain Med. 2012, 37:354–356.

[27] Willschke H, Marhofer P, Bösenberg A, et al. Epidural catheter placement in children: comparing a novel approach using ultrasound guidance and a standard loss-of-resistance technique. Br J Anaesth. 2006, 97:200–207.

[28] Carotenuto B, Ricciardi A, Micco A, et al. Optical fiber technology enables smart needles for epidur- als: an in-vivo swine study. Biomed Opt Express. 2019, 10:1351–1364.

第7章　硬膜外联合蛛网膜下腔阻滞技术
Combined Spinal–Epidural Technique

硬膜外联合蛛网膜下腔阻滞（Combined Spinal–epidural Block，简称CSE）具有将蛛网膜下腔阻滞的快速性、强度性和可靠性与连续硬膜外阻滞的灵活性相结合的能力，可以调整所需的感觉平面，改变阻滞的强度，控制麻醉的持续时间，并提供术后镇痛。

7.1　历史

"通过结合这两种方法，使两者的许多缺点都被消除了，而它们的优点则加强到令人难以置信的程度。"1937年安吉洛·路易吉·索雷西（Angelo Luigi Soresi）（1877—1951）这样描述他的"硬膜外-腰麻技术"（epi-subdural technique）[1]，即先在硬膜外注射一定剂量的局部麻醉剂，然后进针至蛛网膜下腔，注射腰麻剂量。"硬膜外—腰麻技术"不涉及硬膜外导管的放置，Soresi在他的论文中总结说："悬滴法使硬膜外麻醉成为最安全过程，其可提供完美的手术麻醉，理想的肌肉松弛，并消除几乎所有术后疼痛和痛苦。"

40年后，伊万·库雷拉鲁（Ioan Curelaru）在1979年首次发表了关于CSE麻醉的研究[2]。在他的研究中，CSE麻醉在两个不同的腔隙进行：首先，放置硬膜外导管，然后在硬膜外导管置入水平下两个节段进行蛛网膜下腔注射。库雷拉鲁在论文中讨论了CSE麻醉的几个优点，包括高质量的麻醉时间可以根据需要延长，延长术后镇痛时间，镇痛覆盖足够数量的节段，局麻毒性最小，以及没有肺部并发症。此外，他还讨论了该技术的缺点，包括需要进行两次腰部穿刺，使操作时间延长一倍，以及在硬膜外间隙置管后难以定位蛛网膜下腔。

几年后的1981年，澳大利亚的布朗里奇（Brownridge）[3]为了提高术中产妇的舒适度，提出在择期剖宫产中使用硬膜外联合蛛网膜下腔阻滞的方法，在侧卧位置入硬膜外导管，在给予试验剂量后，用26号腰麻针在下一个腰椎节段进行蛛网膜下腔阻滞。

1982年，英国的科亚特斯（Coates）[4]首次报道了一项技术革新，他称之为"单一空间技术"，将腰麻针穿过硬膜外针，先在蛛网膜下腔注射局麻药，然后再放置硬膜外导管，以这种方式介绍了所谓的穿针技术。

1986年，拉瓦尔（Rawal）在瑞典[5]描述了用于剖腹产的"顺序CSE技术"。在这种技术中，在腰麻平面"固定"（大约15分钟）且镇痛的强度显现后，通过在硬膜外导管中分次注射布比卡因，将阻滞扩展到T4水平。

20世纪90年代初，巴巴拉·摩根（Barbara

© Springer Nature Switzerland AG 2020 1
G. Capogna, *Epidural Technique In Obstetric Anesthesia*,
https://doi.org/10.1007/978-3-030-45332-9_7

Morgan）在伦敦首次提出将CSE用于分娩镇痛[6]。

从那时起，多年来，人们设计了各种专用的腰硬联合针头，并描述了一些技术来完善这一过程。

7.2 分类

根据针头的类型和使用方法的不同可能有许多不同的分类方法（图7.1）。基本上有2种方式：单间隙技术，即在同一间隙进行硬膜外和蛛网膜下腔的穿刺，通常使用1根针（针穿针），或极少使用2根不同的针；双间隙技术，即使用2根不同的针分别在不同间隙完成硬膜外和蛛网膜下腔的穿刺。

用针穿针技术在同一间隙进行硬膜外注射和蛛网膜下腔注射的技术只需要用局麻药浸润1次。使用这种技术时，首先置入硬膜外针，作为同一间隙的腰麻针导入装置。然后，在硬膜外导管置入后，再置入腰麻针穿刺硬脊膜，进行蛛网膜下腔注射。这种技术下，在硬脊膜穿刺过程中腰麻针造成的硬膜外导管的损伤是一种理论上可能出现的并发症。

使用两个不同间隙的技术需要两次局麻药浸润，不需要昂贵的特殊针头，而它的优点是可以在蛛网膜下腔注射前使用硬膜外试验剂量来确认硬膜外导管的位置，并避免硬膜外导管被腰麻针刺穿的可能。

然而，尽管有这些可能的优点，但没有强有力的证据支持其中任何一个。

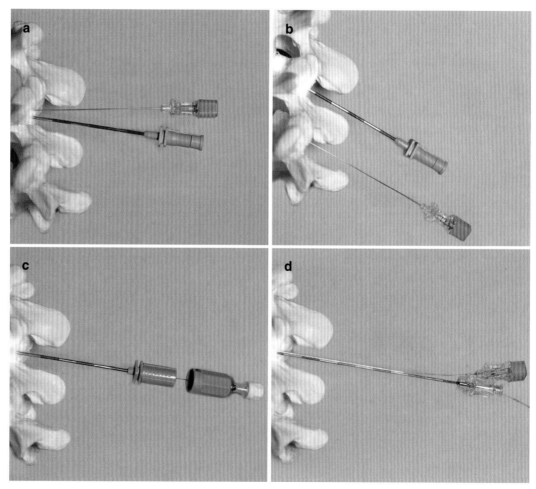

图7.1 CSE：可能的方法。（a）两个不同针的单一间隙技术。（b）双间隙技术（两个独立的间隙，两个不同的针）。（c）单针的单间隙技术（针穿针）。（d）单针的单间隙技术（针旁针）

7.3 单一间隙技术

7.3.1 2根针在同一间隙

理论上，硬膜外针和腰麻针可以分别放置在同一个间隙内，先进行硬膜外穿刺，然后再进行蛛网膜下腔穿刺，或者为医生提供硬膜外导管放置和腰麻的不同选择（图7.1）。但这种技术很少使用。

7.3.2 针穿针（单间隙）

这是最常用的技术。使用硬膜外针穿刺至硬膜外间隙后，硬膜外针作为引导器，引导细的腰麻针穿过硬膜外针，超过其针尖，直至刺穿硬脊膜（图7.2）。先在蛛网膜下腔注射药物，然后置入硬膜外导管。

虽然可以联合普通的Tuohy针与较长、较细的腰麻针进行操作，但特别的商业"一体化"套件已经问世。可锁定的CSE套件提供了安全稳定的条件和蛛网膜下腔阻滞的高成功率[7]（图7.3）。CSEcure®锁定针件可以在注射脊柱麻醉剂时稳定脊柱和硬膜外针的关系，以防止腰麻针的运动。CSEcure®锁定针套能在注射腰麻药物时稳定腰麻针和硬膜外针的关系，防止腰麻针的移动。标尺显示腰麻针延伸到硬膜外针尖之外的距离。一旦针轮毂被锁定，腰麻针可以自由地旋转360°，为医生提供了向任何方向注射药物药物的灵活性。透明的腰麻针轮毂可以方便、快速地识别CSF回流，帮助医生确认正确的针尖位置。

在针穿针技术中，理论上存在一种担忧，即腰麻针的针尖会刮蹭Tuohy针的斜面和硬膜外针的内壁，从而导致金属颗粒在硬膜外和（或）蛛网膜下腔沉积，进而出现神经系统后遗症[8]。即使没有证据表明针穿刺针技术会产生增加金属颗粒[9]，为了避免这种理论上的风险，新型的针头已经面市（Hanaoka针）（图7.4）。

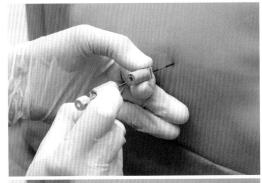
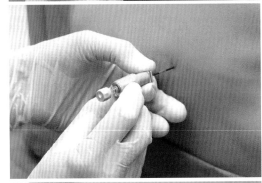
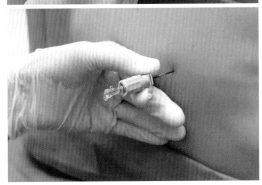

图7.2 单针的单一间隙技术（针穿针）。使用硬膜外针穿刺至硬膜外间隙后，硬膜外针作为引导器，引导细的腰麻针穿过硬膜外针，超过其针尖，直至刺穿硬脊膜

Espocan®腰硬联合针是斜面背部有1个附加孔（"背眼"），以便套筒腰麻针通过的硬膜外针。腰麻针从硬膜外针的近端端口进入，"背眼"处穿出，在硬脊膜穿刺给药后，退出腰麻针并置入导管。较大直径的导管足够通过通常的斜面开口。然而，为了正确通过"背眼"，腰麻针的远端必须与硬膜外针的斜面开口朝向一致。为了便于正确通过背眼，Espocan®系统发明了用于腰麻针的塑料套管，塑料套管使腰麻针保持在硬膜外针的中心位置并引导其通过背眼。当腰麻针

图7.3　可锁定的CSE装置。它们提供了安全和稳定的条件以及蛛网膜下腔阻滞的高成功率

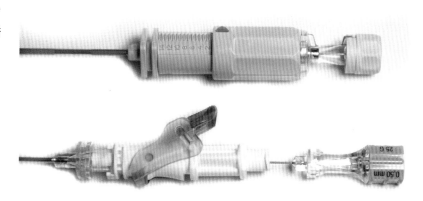

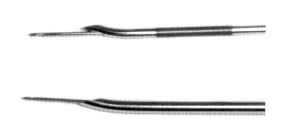

图7.4　硬膜外针的斜面背部有1个附加的孔（"背眼"），以便让套管式腰麻针通过

通过Tuohy针推进时，其中心套筒使腰麻针与背眼腔对齐，以防止过弯置入。最后硬膜外导管通过Tuohy的弧度置入，远离硬脊膜的穿刺点，以避免鞘内置管。

市面上也有带"背眼"针的可锁定CSE套装（图7.3）。

7.3.3　针旁针（双通道）

为了避免腰麻针和硬膜外针之间的摩擦，并确保硬脊膜穿刺与硬膜外导管的置入分开。双管平行硬膜外腰麻针已被设计出来（图7.1）。

20世纪90年代，最先进入市场的是Eldor针（侧边有腰麻针导管的硬膜外针）[10]（图7.5）和Coombs腰硬联合针（多腔结构）[11]。

两者都是用于腰硬联合麻醉的专用针头。硬膜外导管可以在腰麻药物注射前置入。它们的使用规避了针穿针技术的理论上的风险，如硬膜

外导管从硬脊膜的腰麻穿刺孔中穿出的危险，以及当腰麻针穿过弯曲的硬膜外针尖时产生的金属微粒子。首先，将腰麻针穿入导引针至远端。然后，用硬膜外专用针穿刺所选椎间隙至硬膜外腔，并用经典方法确定其位置。之后，将硬膜外导管置入硬膜外腔，通过试验剂量技术确认其位置。接着将腰麻针慢慢推进以穿刺硬脊膜，获得脑脊液。局麻药通过腰麻针注入蛛网膜下腔。随后，将腰麻针从导针上慢慢退出，并推出硬膜外专用针，将硬膜外导管留在硬膜外腔。

随着时间的推移，其他专用针头相继问世，如Rusch Epistar CSE针头®，它是Tuohy针头，其形状可以防止导管被腰麻针损坏，并保证2个部件的稳定置入[12]。

然而，这类专用针可能过于大，令人不适，并没有得到广泛的普及。

7.4　双间隙技术

在这种技术中，CSE的2个组成部分（蛛网膜下腔和硬膜外注射）分别使用2个独立的针，在不同的椎间隙进行穿刺（图7.1）。这样可以在蛛网膜下腔阻滞前放置硬膜外导管并进行检测，在针穿针式CSE中是不可能的。然而，理论上存在一种风险，即腰麻针在放置过程中可能会碰到硬膜外导管，损坏针头或导管。为了防止这种少见的并发症，有人提出了另一种略显复杂的技术：腰

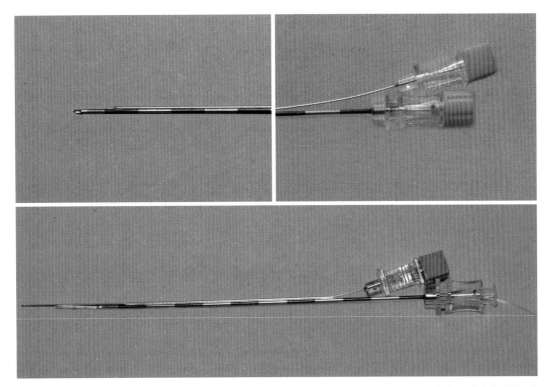

图7.5　双管平行腰硬联合针（Eldor针）。首先，将腰麻针穿入引导针。其次，用硬膜外针穿刺选定的椎体间隙至硬膜外间隙。然后，硬膜外导管被置入硬膜外间隙，通过试验剂量技术确认其位置。最后，将腰麻针慢慢推进以穿刺硬脊膜，获得脑脊液，并注射腰麻药物

麻针选择尽可能低地间隙穿刺，确定CSF回流。然后更换腰麻针，在头侧穿刺硬膜外针，放置硬膜外导管。随后进行蛛网膜下腔阻滞，退出腰麻针。该技术可在蛛网膜下腔阻滞前放置硬膜外导管，但不需要在置入硬膜外导管的相同位置穿刺腰麻针[13]。

双间隙技术可根据疼痛位置在胸椎和腰椎分别置入硬膜外导管，蛛网膜下腔阻滞仍在腰椎平面进行。

此技术通过使用2个不同腔隙，硬膜外腔和蛛网膜下腔，可以在同一患者身上置入2根导管。其同时拥有硬膜外腔和蛛网膜下腔置管的优势，腰麻和硬膜外镇痛都可以根据手术和术后镇痛的需要延长时间。另一个潜在的优势是可以在腔内滴定局麻药物剂量至所需节段水平，并在注射药物前测试硬膜外导管位置是否正确。然而，由于担心将本应通过硬膜外导管注射的局麻药物不慎注入蛛网膜下腔的严重风险，双导管技术很少被使用[14,15]。

7.5　腰麻针超出硬膜外针尖的最佳长度

从硬膜外针尖到硬膜囊后壁的中线距离在不同患者之间有很大差异（0.3～1.03cm）[16,17]。

此外，硬膜囊的前后径在脊柱的屈伸过程中变化很大。例如，在L3-L4水平，其直径从伸展时的9～20mm增加到屈曲时的11～25mm[18]。因此，为了获得高成功率，建议CSE针在硬膜外针尖以外，至少要有13～15mm的长度[19,20]。

另外，由于针尖的设计，侧孔针的突出长度应大于端孔针的突出长度[21]。然而，这些考虑只在硬膜外穿刺在正中入路进行时有效。

7.6　硬膜外导管蛛网膜下腔移动的风险

硬膜外导管通过腰麻针孔穿透硬膜的风险是CSE的主要问题。分针式CSE，即先置入硬膜外导管或远离硬脊膜穿刺点，可以避免这个问题，但针穿针式CSE不能。在CSE操作过程中，硬膜外导管可能通过已知的腰麻针孔或未知的硬膜外针穿刺的孔进入蛛网膜下腔。完成腰麻穿刺后旋转Tuohy针，使硬膜外导管远离硬脊膜孔，可能会增加硬脊膜穿刺的难度，因此不可取[22]。

然而，尸体研究表明，在用25号腰麻针进行硬脊膜穿刺后，不可能迫使18号硬膜外导管通过此硬脊膜孔。用腰麻针进行多次硬膜穿刺后，5%的病例中硬膜外导管穿透了穿孔的硬脊膜。在45%的病例中，硬膜外导管直接穿透了Tuohy针所致的硬脊膜孔[23]。

在有完整硬膜的情况下，或在用25号Whitacre针头进行不复杂的腰硬联合麻醉后，硬膜外导管进入蛛网膜下腔的可能性不大。相反，硬膜外导管意外进入蛛网膜下腔表明存在硬膜外针对硬脊膜的损伤[24]。

7.7　膜外给药的蛛网膜下腔扩散和硬脊膜刺破硬膜外阻滞技术（Dural Puncture Epidural，简称DPE）

硬脊膜意外穿破后在硬膜外注射局麻药，偶尔会发生广泛阻滞和低血压。溶液从硬膜外腔扩散到蛛网膜下腔的情况可以通过放射学来证实[25]。

通过硬膜外导管注射的药液有可能通过硬脊膜穿刺点漏入蛛网膜下腔，但这只在直径相对较大的针上发生，此外，这一般不是临床上的重要问题[26-28]。

硬膜外药物通过硬脊膜穿刺点的可能性是硬脊膜刺破硬膜外阻滞技术（DPE）的基础：通过针穿针技术进行CSE后，在不进行任何蛛网膜下腔给药的情况下拔出腰麻针。然后，放置硬膜外导管，通过它来注射镇痛药。但这种方法是否可以提高硬膜外分娩镇痛的质量仍有待证实[29-31]。

7.8　腰麻部分的失败/问题

与单针穿刺技术相比，CSE中腰麻部分的失败更常见于针穿针技术。在穿针技术的情况下，

图7.6　短小的腰麻针超出Tuohy针尖的距离短不足以穿刺硬脊膜。偏离中线也会增加硬膜外腔–硬脊膜的距离，并可能导致腰麻针在侧面错过蛛网膜下腔（改编自图3.5，已获得授权）

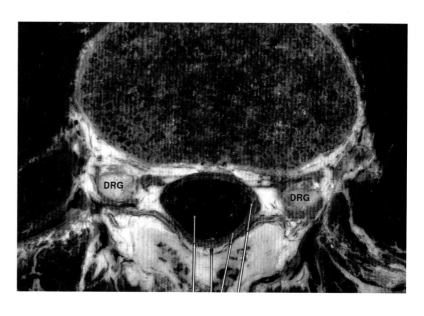

腰麻部分的失败可能有多种原因（图7.6）。短的腰麻针超出Tuohy针尖的距离短不足以穿刺硬脊膜。但长针可能会更难掌握。偏离中线也会增加硬膜外腔–硬脊膜的距离，并可能导致腰麻针在侧面错过蛛网膜下腔。如果用"对生理盐水的阻力消失"来确定硬膜外腔，生理盐水通过腰麻针倒流可能被误认为是脑脊液，这可能导致腰麻的失败。

如果在已经给予腰麻剂量的情况下置入硬膜外导管遇到问题，这可能导致在麻醉医生有机会移动患者体位前感觉阻滞的扩散范围不受控制。例如，如果CSE是在坐位进行，而硬膜外导管置入延迟，可能会有产生鞍区阻滞的风险。此外，当麻醉医生的注意力集中在硬膜外置管时，蛛网膜下腔阻滞的显著副作用，如低血压，可能会发生。

为了解决这些失败问题，并对硬膜外腔进行更准确的识别，已有对腰椎进行实时超声扫描的报道[32]。它提供了针尖位置的准确图像，有利于进行腰硬联合麻醉（图7.7）。这种技术的局限性已在第6章讨论过。

7.9　硬脊膜外腔体积延伸技术

在蛛网膜下腔阻滞后的5分钟内，通过硬膜外"补充"10mL生理盐水，可显著使低位蛛网膜下腔阻滞向头侧扩散。这种效应被称为硬脊膜外腔体积延伸（Epidural Volume Extension，简称

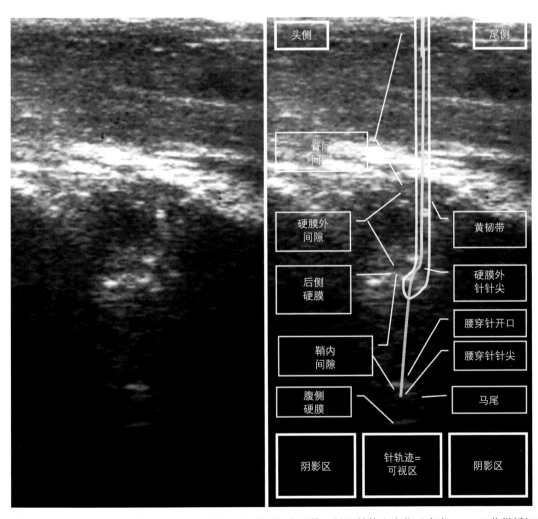

图7.7　在硬膜外放置Tuohy针和在鞘内放置CSE腰麻针的实时超声图像。针和结构和定位（来自[32]，已获得授权）

EVE）。这种效应的机制可能与硬膜外腔的生理盐水对蛛网膜下腔的压迫有关，它"挤压"脑脊液，导致蛛网膜下腔阻滞向头侧扩散[33]。

EVE使CSE可以使用小剂量的初始鞘内局部麻醉药，且由于硬膜外"补液"使用的是生理盐水，所以使用的局部麻醉药总量也会减少。EVE已被成功用于择期剖宫产术的麻醉，与单次脊髓麻醉相比，EVE可能与术后运动功能的快速恢复有关[34]。EVE所致感觉阻滞增强有大量文献记载[35]；但是，由于EVE使用的麻醉剂量减少，它可能造成麻醉不足的风险，且与术中镇痛剂补充使用的增加有关[36]。

事实上，应该记住，提高感觉阻滞的节段并不一定意味提供了手术所需的充分阻滞。

此外，可以推测，像EVE这样挤压硬脊膜的过程，可能会增加妊娠导致的硬脊膜压迫。活跃的分娩通过引起子宫收缩，可能会进一步增加硬膜外腔的压力，加强EVE的效果。

7.10 CSE后的试验剂量

当蛛网膜下腔阻滞在硬膜外置管之前时，传统的硬膜外"试验剂量"不能被正确判读，并可能因扩大蛛网膜下腔阻滞范围而产生潜在的危险[37]。

理论上，试验剂量可以推迟到蛛网膜下腔阻滞效果消退时再进行，但这样会影响镇痛效果，如果残留的阻滞持续存在，正确的判读仍然很困难。另外，如果使用独立针CSE，并在蛛网膜下腔阻滞前放置硬膜外导管并进行试验，可以解决这个问题，但可能是不切实际的。

对于分娩镇痛来说，如果使用稀释溶液的话，试验剂量被认为是不必要的[6]，且30年前，人们普遍认为分娩镇痛的单次推注都应该被视为试验剂量[38]。同样重要的是要考虑到，当治疗性镇痛剂量被用作试验剂量时，总剂量可能相当于用于蛛网膜下腔麻醉的剂量。因此，如果导管被

意外地放置在鞘内，产妇会出现感觉运动阻滞和血流动力学紊乱，类似于剖宫产腰麻后可出现的情况。

然而，在原有CSE分娩镇痛的情况下，使用未经测试的硬膜外导管扩展硬膜外阻滞以进行意外剖腹产，是产科麻醉的一个重要问题。试验剂量的问题可能会导致更多地依赖于回抽试验阴性来确认硬膜外导管的放置。

然而，在进行针穿针CSE时，可以看到硬膜外针毂处有液体，甚至经常在正确定位的硬膜外导管内有液体[39]；因此，CSE后所有经硬膜外导管的推注都应该是即使意外进入蛛网膜下腔也不会有危险，推注后必须严格监测神经阻滞程度。

（朱稀雯译，舒斌校）

参考文献

[1] Soresi AL. Episubdural anesthesia. Anesth Analg. 1937, 16:306–10.

[2] Curelaru I. Long duration subarachnoid anesthesia with continuous epidural blocks. Praktische Anaesthesie Wiederbelebung und Intensivtherapie. 1979, 14:71–8.

[3] Brownridge P. Epidural and subarachnoid anal-gesia for elective caesarean section. Anaesthesia. 1981, 36:70.

[4] Coates MB. Combined subarachnoid and epidural techniques [letter]. Anaesthesia. 1982;37:89–90.

[5] Rawal N. Single segment combined subarachnoid and epidural block for cesarean section. Can Anaesth Soc J. 1986, 33:254–5.

[6] Collis RE, Baxandall ML, Srikantharajah ID, et al. Combined spinal epidural (CSE) analgesia: tech- nique, management and outcome of 300 mothers. IJOA. 1994, 3:75–81.

[7] Tanaka N, Ohkubo S, Takasaki M. Evaluation of a lock- able combined spinal-epidural device for use with nee- dle-through-needle technique. Masui. 2004, 53:173–7.

[8] Eldor J, Brodsky V. Danger of metallic particles in the spinal-epidural spaces using the needle-through-needle approach(letter). Acta Anaesthesiol Scand. 1991, 35:461.

[9] Herman N, Molin J, Knape KG. No additional metal particle formation using the needle-through-needle combined spinal/epidural technique. Acta Anaesthesiol Scand. 1996, 40:227–31.

[10] Eldor J, Gozal Y, Guedj E, et al. Combined spinal-epidural anesthesia with a specialized needle. Reg Anesth. 1991, 16:348–9.

[11] Coombs DW. Multi-lumen epidural-spinal needle. U.S. Patent No. 4,808,157, 1989.

[12] Stamenkovic D, Geric V, Djordjevic M, et al. Subarachnoid morphine, bupivacaine and fentanyl as part of combined spinal-epidural analgesia for low ante-rior resection. A prospective, randomized, double-blind clinical trial. Anaesth Intensive Care. 2009, 37:552–60.

[13] Cook TM. Combined spinal epidural techniques. Anaesthesia. 2000, 55:42–64.

[14] Dahl JB, Rosenberg J, Dirkes WE, et al. Prevention of postoperative pain by balanced analgesia. Br J Anaesth. 1990, 64:518–20.

[15] Vercauteren MP, Geernaert K, Vandeput DM, et al. Combined continuous spinal-epidural anaesthesia with a single interspace, double-catheter technique. Anaesthesia. 1993, 48:1002–4.

[16] Nikalls RWD, Dennison B. A modification of the combined spinal and epidural technique. Anaesthesia. 1984, 39:935–6.

[17] Katz J. Spinal and epidural anatomy. In: Katz J, edi- tor. Atlas of regional anaesthesia. Norwalk: Appleton- Century-Crofts, 1985. p. 168–9.

[18] Slattery PJ, Rosen M, Rees GAD. An aid to identi- fication of the subarachnoid space with a 25-gauge needle. Anaesthesia. 1980, 35:391.

[19] Joshi GP, McCaroll MC. Evaluation of combined spinal-epidural anesthesia using two different tech- niques. Reg Anesth. 1994, 19:169–74.

[20] Casati A, D'Ambrosio A, De Negri P, et al. A clini-cal comparison between needle-through-needle and double-segment techniques for combined spinal and epidural anesthesia. RAPM. 1998, 23:390–4.

[21] Urmey WF, Stanton J, Sharrock NE. Combined spi- nal/epidural anesthesia for outpatient surgery-in reply. Anesthesiology. 1996;84:481–2.

[22] Carter LC, Popat MT, Wallace DH. Epidural needle rotation and inadvertent dural puncture with the cath-eter. Anaesthesia. 1992, 47:447–8.

[23] Holstrom B, Rawal N, Axelson K, et al. Risk of catheter migration during combined spinal epidural block: percutaneous epiduroscopy study. Reg Anesth. 1995, 80:747–53.

[24] Angle PJ, Kronberg JE, Thompson DE, et al. Epidural catheter penetration of human dural tissue: in vitro investigation. Anesthesiology. 2004, 100:1491–6.

[25] Leach A, Smith GB. Subarachnoid spread of epi-dural local anesthetic following dural puncture. Anaesthesia. 1988, 43:671–4.

[26] Vartis A, Collier CB, Gatt SP. Potential intrathecal leakage of solutions injection into the epidural space following combined spinal epidural anaesthesia. Anaesth Intensive Care. 1998, 26:256–61.

[27] Beaubien G, Drolet P, Girard M, et al. Patient-controlled epidural analgesia with fentanyl- bupivacaine: influence of prior dural puncture. Reg Anesth Pain Med. 2000, 25:254–8.

[28] Bernards CM, Kopacz DJ, Michel MZ. Effect of needle puncture on morphine and lidocaine flux through the spinal meninges of the monkey in vitro: implications for combined spinal–epidural anesthesia. Anesthesiology. 1994, 80:853–8.

[29] Thomas JA, Pan PH, Harris LC, et al. Dural puncture with a 27-gauge Whitacre needle. Anesthesiology. 2005;103:1046–51.

[30] Cappiello E, O'Rourke N, Segal S, et al. A random-ized trial of dural puncture epidural technique. Anesth Analg. 2008, 107:1646–51.

[31] Chau A, Bibbo C, Huang CC, et al. Dural puncture epidural technique improves labor analgesia quality. Anesth Analg. 2017, 124:560–9.

[32] Grau T, Leipold W, Fatehi S, et al. Real-time ultra- sonic observation of combined spina-epidural anaes- thesia. EJA. 2004, 21:25–31.

[33] Takiguchi T, Okano T, Egawa H, et al. The effect of epidural saline injection on analgesic level during combined spinal and epidural anesthesia assessed clinically and myelographically. Anesth Analg. 1997, 85:1097–100.

[34] Lew E, Yeo SW, Thomas E. Combined spinal-epidural anesthesia using epidural volume extension leads to faster motor recovery after elective cesarean deliv-ery: a prospective, randomized, double-blind study. Anesth Analg. 2004, 983:810–4.

[35] Tyagi A, Sharma CS, Kumari S, et al. Epidural vol- ume extension: a review. Anaesth Intensive Care. 2012, 40:604–13.

[36] Loubert C, O'Brien PJ, Fernando R, et al. Epidural volume extension in combined spinal epidural anaes- thesia for elective caesarean section: a randomized controlled trial. Anaesthesia. 2011, 66:341–7.

[37] Bickford Smith PJ. Cardiorespiratory arrest and com- bined spinal/epidural anaesthesia for caesarean sec- tion. Anaesthesia. 1994, 49:83–4.

[38] Van Zundert A, Vaes L, Soetens M, et al. Every dose in epidural analgesia for vaginal delivery can be a test dose. Anesthesiology. 1987, 67:436–40.

[39] Haridas RP. Cerebrospinal fluid leak with combined spi- nal epidural analgesia. Anesthesiology. 1997, 87:A785.

第8章　禁忌证
Contraindications

传统意义上的硬膜外麻醉禁忌证包括穿刺部位皮肤感染、凝血障碍、败血症以及尚未纠正的低血压（或出血）。然而，引起椎管内血肿及感染的危险因素不仅仅是皮肤感染、凝血障碍和败血症等，还包括其他危险因素，后面会详细谈及。此外，还需要特别注意患者是否存在颅内损伤、脊柱畸形等。麻醉医生缺乏训练或经验不足，以及患者拒绝或不配合也应列为硬膜外麻醉的禁忌证，这也是任何医疗操作的禁忌。

8.1　穿刺部位皮肤及软组织病变

8.1.1　细菌感染

腰椎穿刺部位局部皮肤感染是引起椎管内脓肿的公认危险因素，因此被列为椎管内麻醉的绝对禁忌证。但对于穿刺点与感染部位的安全距离尚无相关建议。

8.1.2　真菌感染

8.1.2.1　花斑癣（糠疹）

花斑癣是由糠秕马拉色菌和球状马拉色菌引起的真菌感染。这种真菌是正常皮肤菌群的一部分，存在于角质层和毛囊中，在很大程度上被认为是低致病性的。花斑癣在青春期和青年期发病率最高。只有当真菌从芽孢转变到菌丝形式时，才会出现皮疹。温度和湿度在芽孢转变为菌丝的过程中起着重要作用，其他引起转化为菌丝形式的危险因素包括怀孕、口服避孕药、免疫抑制、营养不良、烧伤、皮质类固醇治疗、细胞免疫低下和遗传易感性等。

花斑癣的典型表现是多发性低色素和高色素的斑丘疹，其最常见的分布区域是在胸部、腹部和背部。皮疹通常是无症状的，但有时它引起瘙痒。

在所有行椎管内麻醉的患者中都应该考虑到：①在患有花斑疹的患者中就算特定的穿刺部位没有皮疹，也不能确保穿刺针头插入部位没有病菌。②这种病原菌是存在于所有患者的皮肤上的共生生物体。③皮肤上存在的微生物对人体而言是必要的，但这通常不足以引起椎管内感染。

皮肤消毒很重要。2%葡萄糖酸氯己定在70%异丙醇中可穿透5层真皮，具有抗真菌的特性。局部麻醉药对细菌和真菌都有抗菌活性。皮肤消毒剂和局部麻醉药的抗真菌特性，以及患者固有的免疫防御都有助于降低患花斑癣产妇的椎管内感染风险。真菌感染只影响表皮的浅层，必要时可在适当的无菌处理后，在穿刺部位切开皮肤切口，使针头直接穿过真皮，避免表皮感染细胞污

© Springer Nature Switzerland AG 2020 1

G. Capogna, *Epidural Technique In Obstetric Anesthesia*,

https://doi.org/10.1007/978-3-030-45332-9_8

染深层。

8.1.3 病毒感染

8.1.3.1 玫瑰糠疹（乙型疱疹病毒感染）

玫瑰糠疹是一种急性的、自愈性的皮肤疾病，最初出现一个单一的椭圆形粉红色病变，随后爆发大量的薄丘疹，对称地分布在躯干上，通常被称为"圣诞树"形（图8.1）。它通常与全身不适、发烧、头痛、恶心、瘙痒、关节疼痛和食欲不振有关。总的来说，它的持续时间中位数为45天，女性为主，在产妇中也可以看到这类患者。玫瑰糠疹是一种乙型疱疹病毒感染，治疗包括外用类固醇、口服抗组胺药、阿昔洛韦，当疾病严重时可采用光疗。玫瑰糠疹的皮损不是由于皮肤细胞的直接感染，而是作为病毒复制的全身性反应而发生的[1]，因此病毒从皮肤向中枢神经系统（CNS）播撒的风险低于活动性甲型疱疹病毒感染（如罕见的播散型带状疱疹感染，其皮肤病变也可能扩展到背部）的患者，后者在活动性感染期间的上皮细胞中有病毒复制。

虽然目前没有充分的证据说明病毒可从血液到中枢神经系统拨散导致脑膜炎或脑炎的相关风险，但玫瑰糠疹也被视为区域麻醉的禁忌证之一。

8.1.4 纹身

越来越多的育龄妇女有纹身，在腰骶区域的纹身很常见。许多纹身的颜料并不适用于人类，而纹身从业者也不受国家机构的监管。一些麻醉师会避免通过下背部的纹身插入硬膜外针，因为担心纹身色素碎片随穿刺针进入椎管而内引起相关并发症。

一项对麻醉医生的匿名调查报告显示，在为腰部有纹身的孕妇提供硬膜外镇痛方面，没有一致的意见；其中，40%的麻醉医生表示他们不会

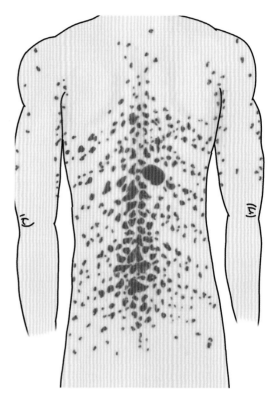

图8.1 "圣诞树"分布特征是指在活动期感染的患者身上，伴随着先兆斑块的传播，皮疹呈现出类似圣诞树样的分布形态

行椎管内麻醉，70%的麻醉医生表示他们所在的科室内部也没有对是否行椎管内麻醉达成一致的意见[2-3]。

尽管文献综述中并没有严重并发症的相关报道[4]，针头穿过纹身可以将色素组织碎片带到硬膜外或蛛网膜下腔。纹身色素碎片中的金属盐可引起椎管内炎症或肉芽肿反应，目前还不清楚这是否与导致晚期神经并发症有关。有关组织核化和表皮样肿瘤形成的数据也是令人放心的，看起来它们在椎管内麻醉后出现的风险非常低，尽管目前无法量化。

为了避免这种理论上的风险，医生应该尽量避免刺穿纹身，要么选择不同的椎间隙，要么采用旁正中入路，要么在纹身区域内找到一个无色素的皮肤点进行穿刺。当这些选项无法实施时，在穿刺点做一个浅表的皮肤切口可防止刺青色素被带入椎管内。无论最终选择何种技术，在知情

同意后，早在产前检查时就应确定实施的技术。

8.2 全身感染：发热患者

理论上任何菌血症的患者都可能有中枢神经系统感染的风险。在轻度创伤及硬膜外针或硬膜外导管的刺激下，可使远处感染的菌群找到有利的生长场所。因此通常认为全身性感染是硬膜外镇痛或麻醉的禁忌。

对发热产妇实施局部麻醉可能使感染物扩散至椎管内中枢神经系统，导致神经后遗症，这是麻醉医师普遍关注的问题。然而到目前为止，还没有流行病学研究证明菌血症时硬脊膜穿刺与脑膜炎和硬膜外脓肿等并发症之间的因果关系[5]。如果感染在适当的抗生素治疗下得到很好的控制，若需要行硬膜外镇痛时，出现硬膜外病灶的风险似乎很小。对于无菌血症或败血症症状的绒毛膜羊膜炎产妇，在抗生素治疗下给予硬膜外麻醉和短期硬膜外置管是最安全的[6,7]。

然而，椎管内麻醉在有脓毒症的产妇中是禁忌的，这是由于脓毒症使血液动力学不稳定、凝血障碍或血小板减少，以及有脑膜炎或硬膜外脓肿的风险[8]。

8.2.1 全身性病毒感染：艾滋病毒、单纯疱疹、疱疹、带状疱疹（甲型疱疹病毒、HHV-1、HHV-2和HHV-3）

对于"相对健康"的HIV产妇，出于对椎管内麻醉安全性的考虑，虽担心穿刺创伤引起神经后遗症，但这不是椎管内麻醉的绝对禁忌[9]。与全身麻醉相比，椎管内麻醉可能是孕妇的首选麻醉方法[10]。

这是因为椎管内麻醉不会加速内科疾病的进展，而且全身麻醉对于这些患者本身存在一定的风险，包括反流误吸、机会性肺部感染、药物相互作用、全麻对器官的影响、肝或肾功能障碍、

药物滥用等。硬膜外针若不小心穿破硬脊膜后，使用自体血的血补丁也被认为是安全的，而且在2年的随访期内，它不会引起患者神经系统疾病[11]。

由疱疹病毒家族中的任何病毒（单纯疱疹病毒1和2以及水痘-带状疱疹病毒）引起的病毒血症通常发生在初次感染期间，随后病毒在神经元持续存在和隐秘的病毒再复制。为此，需要考虑穿刺部位与活动性病变之间的安全距离。除了硬膜外吗啡给药后唇疱疹（口腔疱疹）复发的风险增加外，患有活动性疱疹的孕妇在椎管内麻醉后没有母体或新生儿相关感染性并发症[12]。

8.3 接受抗凝治疗的患者

现在已经有完善的抗凝患者的区域麻醉管理指南，并有定期更新[13-17]。

然而，这些指南是基于病例报告或队列调查，因此在抗凝产妇中是否实施椎管内或硬膜外镇痛应权衡血肿风险和区域阻滞镇痛的利弊。硬膜外阻滞通常禁用于高血栓风险患者（机械性心脏瓣膜、狼疮、联合或抗凝血酶缺乏、动脉血栓形成、近期（小于3个月）深静脉血栓形成、妊娠或产后血栓形成史），这些患者的抗血栓药物不能停用，应选择其他镇痛方式，并予产妇解释。低血栓风险患者应用抗凝药物的，如预防胎盘血管相关疾病，可在妊娠末期停用抗凝药物，抗凝效果消退后再行硬膜外分娩镇痛。对于中危患者，应优化并监测凝血状态，以确保硬膜外置管和拔除导管时凝血状态恢复正常[15,18]。

美国区域麻醉学与疼痛医学协会（ASRA）和欧洲麻醉协会（ESA）[15,16]都建议，对于普通肝素，如果剂量小于5000U，1天2次，在区域麻醉前不需要进一步的凝血功能检测。剂量大于5000U，1天2次，则需要在置入硬膜外导管前确保PTT正常。如果患者接受肝素治疗超过4天，还应检查血小板计数，以排除肝素诱导的血小板减

少症。对于低分子肝素（LMWH），不需要做凝血检测，但区域麻醉应该从最后一次注射LMWH开始延迟12小时或24小时，这取决于患者接受的是预防性还是治疗性剂量的LMWH。如果患者置有硬膜外导管，LMWH应在拔管后4小时再给药。

在妊娠末期，宫颈成熟程度和分娩相关的产科条件是指导LMWH停用和是否允许分娩镇痛的最重要参数。这些产科情况必须严密监测，以优化治疗策略。虽然孕妇很少服用较新的口服抗凝剂，如达比加群或利伐沙班，但如果遇到患者服用这些药物，应分别推迟区域麻醉5天和3天。

8.4　凝血障碍

8.4.1　遗传性凝血障碍

由于遗传性凝血障碍的发病率较低，不建议常规筛查遗传性凝血障碍，除非有个人或直系亲属的出血相关病史。有已知疾病或出血史（黏膜皮肤出血或月经过多）的产妇在妊娠和分娩期间发生出血相关并发症的风险会增加[19]。

目前没有关于这些患者分娩方式的建议，出血障碍的存在并不一定是正常的阴道分娩和硬膜外分娩镇痛的禁忌。血管性血友病（VWD）是普通人群中最常见的遗传性出血疾病。腰麻、硬膜外和腰-硬膜外联合麻醉可安全地应用于1型血友病[20-22]，但普遍的共识是vWF:RCo、Ⅷ因子和vWF抗原浓度正常的患者是可以行椎管内麻醉的。硬膜外导管应在分娩后尽快拔除，因为因子浓度在分娩后迅速下降。如果导管在分娩后保持原位，必须在凝血因子浓度正常的情况下取出导管。

虽然A型和B型血友病（分别是严重的Ⅷ因子和Ⅸ因子缺乏血友病）在女性中极其罕见，但致病基因携带者的情况比较常见。对于血友病基因携带者，无论是怀孕还是非怀孕的患者，椎管内麻醉都是很安全的[20]，但若患者为携带者并且有

出血相关症状，那么在硬膜外置入之前，应确保Ⅷ/Ⅸ因子浓度正常。

8.4.2　血小板异常

在获得性凝血障碍中，血小板异常妊娠期最常见的血液系统疾病。妊娠期几乎所有的血小板减少都与以下3个原因之一有关：妊娠期血小板减少，妊娠高血压相关疾病，如先兆子痫，以及特发性血小板减少性紫癜（ITP）。

在妊娠期血小板减少或ITP时，血小板计数通常是稳定的，而在子痫前期，血小板计数会迅速变化，因此连续监测血小板计数是非常重要的。此外，血小板功能在妊娠期血小板减少和ITP中通常是正常的，而在严重的子痫前期可能是异常的，在后一种情况下，它可能会进一步并发溶血、肝酶升高、血小板降低，即HELLP综合征。有文献报道过一例先兆子痫伴血小板减少的产妇行椎管内麻醉后发生硬膜外血肿，她接受了椎板切除术，并完全康复[23]。

目前还没有关于能行硬膜外麻醉的最低血小板计数的建议。事实上，每个患者都必须个体化管理，医生必须权衡风险和好处。常规血小板计数在其他健康的产妇中是不必要的，应该根据病史、体格检查和临床体征来决定是否需要监测血小板计数。如果一次检查发现血小板计数低，则需要复查进一步确认，因为自动计数器有时并不可靠，尤其是在血小板计数降低的情况下。由于血小板聚集并不罕见，人工计数有时比自动计数所计算出的数值要大。患者病史和体格检查是决定是否对血小板减少的产妇进行硬膜外阻滞的关键因素。笔者表示若没有出血相关症状或体征，产妇血小板计数稳定在70000～75000mm^{-3}也可放置硬膜外导管。一般来说，如果有易出血的病史，或者如果患者有瘀点或瘀斑的体征，那就不能行硬膜外麻醉。如果患者没有出血史，那么笔者的一般做法是在尽可能接近硬膜外导管放置的

时间内获得至少一个额外的血小板计数，以确保血小板没有进一步降低。这对于动态的监测疾病过程尤其重要，如先兆子痫。

血小板减少的病因和血小板功能是否正常也是决定是否能行椎管内麻醉的重要因素，有时需要咨询血液学家。必须个体化权衡硬膜外麻醉与全身麻醉的风险，同时获得知情同意。

如果在血小板计数低于70000mm^{-3}时决定放置硬膜外导管，则应使用软头导管以最大限度地减少对硬膜外血管的创伤，并应使用最低浓度的局部麻醉剂，以保留患者运动功能。每1~2小时评估患者的运动阻滞程度，持续到麻醉或镇痛消失和导管拔除后。如果患者出现与预期不成比例的运动阻滞，则需怀疑硬膜外血肿的发生，应立即用磁共振成像对患者进行进一步评估。

8.5 颅内病变

患有颅内病变的产妇可能有颅内压（ICP）升高的情况，它通常被认为是椎管内麻醉的禁忌症，因为穿破硬脑膜后有疝的风险。即使是硬膜外麻醉也有不小心穿破硬脑膜的风险。

为理解ICP与脑疝的关系，必须明确颅内顺应性，即ICP与脑容量、脑脊液（CSF）和颅内血流的关系。

8.5.1 基本考虑

大脑（大约1400mL的容积）是一个相对不可压缩的结构。

颅内脑脊液约为150mL，存在于脑室中及蛛网膜下腔内流动。脑脊液在蛛网膜粒中重新吸收，然后再排到颅内静脉窦中（由于位于颅骨内，静脉窦不可压缩）。脑脊液系统就像大脑内部和周围的一个可压缩的垫子。每天产生400~500mL的新脑脊液，脑脊液系统的脑室和脊椎腔室通常容纳150mL的脑脊液，剩余的脑脊液则不断被重新吸收。正常脑脊液压力范围为13~20cmH$_2$O。

如果脑室内或脑室间的脑脊液流动受阻，就会发生"非交通性"或"梗阻性"脑积水。然而，脑室内脑脊液容量的增加并不总是与ICP的增加相关，例如在脑萎缩的情况下，它导致脑室扩张而没有增加ICP。脑积水相关的ICP增高可能是由于脑脊液吸收受损所致（交通性脑积水）或脑脊液流动受阻（梗阻性脑积水）。相对来讲，非交通性脑积水的产妇在有意或无意的硬脊膜穿刺后，通常比交通性脑积水的产妇更有可能导致急性神经功能恶化。

前面提到正常脑血容量约为150mL，它受多种因素影响，其中不得不提到影响因素之一就是脑血容量。由于颅骨是非顺应性骨性结构，使得颅内总体积保持不变，颅内任何一个部分体积的增加都会导致另一个部分体积的补偿性减少（Monro-Kellie学说）。正常受试者的大脑磁共振成像显示，在心脏收缩期间，脑脊液从颅内转移到脊髓蛛网膜下腔。这种现象是对每次收缩期脑血容量相应增加的生理反应（基于Monro-Kellie学说的动态平衡）。而在舒张期，脑脊液又返回颅内室。因此，脑血容量的生理改变导致ICP的短暂增加，随后是快速的再平衡，大脑对此已经有很好的耐受，不会损害神经功能[24-26]。呼吸周期也产生小的的脑脊液压力波动，同样也已被很好的耐受[27,28]。

肥胖和腹部外压导致腰椎脑脊液体积减少[29]，最有可能是由于腹部椎间孔处硬脊膜囊受压所致。

在分娩过程中，脑脊液压力随着子宫收缩而增加（平均增加2.5mmHg）[28]，这与中心静脉压的增加相对应，即使在睡眠或完全感觉阻滞时也会持续。打硬膜外麻醉时，若将溶液注射到硬膜外腔会压迫硬膜囊，这会改变脊髓蛛网膜下腔的顺应性，并将脑脊液向上挤入颅内脑室中[30,31]。

从妊娠期到分娩时，硬膜外间隙中的静脉扩

张血容量增加形成占位效应，使腰部硬膜外压的基线值逐渐增加[32,33]。基线ICP升高的受试者在硬膜外注射后ICP的短暂性升高比ICP正常的受试者更明显。在ICP升高的动物模型中观察到脑血流量显著（90%）但短暂的减少[30,31]。

在正常情况下颅内组织体积并不大，尽管与心脏和呼吸周期有关的常规生理变化，以及妊娠和分娩时的生理变化，ICP都在正常范围内波动，不会引起神经相关不良后果发生。

在恶性肿瘤或子痫等疾病的情况下，血脑屏障的破坏经常导致血管性水肿，从而增加细胞外含水量，进而增加颅内的组织体积[34-37]。颅内血管的异常也会以多种方式影响颅内体积。当血管破裂时，会导致颅内出血（硬膜下、脑内或蛛网膜下腔出血）。静脉阻塞也可导致继发性脑出血。任何颅内出血或其他颅内血容量的突然增加都有可能通过阻碍脑脊液的自由流动、对脑室系统施加占位效应或导致脑室内血栓形成而增加ICP。任何这些情况都可以增加椎管内麻醉后神经功能恶化的风险。

8.5.2　合并或不合并ICP升高的占位性病变

在妊娠期因神经症状而发现的颅内肿瘤中，胶质瘤占多数，其次是脑膜瘤和听神经瘤。脑膜瘤和垂体腺瘤等肿瘤可能是激素反应性的，因此在怀孕期间可能会增大。任何占位性病变对颅内顺应性的影响是评估椎管内麻醉是否引起神经功能恶化的重要因素。最相关的病变特征是其位置和大小，整体脑组织和体积增加的速度，以及脑脊液通路阻塞的影像学证据。

脑脊液的流动无梗阻，并在颅内和椎管内之间没有明显的压差，才能安全地进行硬脊膜穿刺。如果存在压差，那么在硬脊膜穿刺过程中脑脊液的丢失可能会迫使脑组织从一个隔室转移到另一个隔室，导致脑疝。正常情况下，腰椎硬脊膜穿刺后脑脊液的丢失，颅内应该有足够的剩余

脑脊液补充上去，以脑脊液的转移来平衡压力而不是靠脑组织。

然而，占位性病变并不总是与ICP增加相关。例如，如果原发性脑肿瘤位于远离脑脊液通路的区域，且大小中等或随着时间的推移生长缓慢，它很少导致脑室压迫，因此对脑脊液流动没有影响。在硬膜穿刺时，腰椎脑脊液容量的突然丢失将引起枕骨大孔的瞬时压力梯度。在这种情况下，脑脊液将从颅内移位到腰椎内，脑组织不会移动因此不会出现脑疝。同样，我们可以预期，在术前ICP正常的患者中，与硬膜外注射引起ICP的短暂增加也可以很好地被耐受[38-41]。

通常，这些患者没有ICP增加的迹象，如头痛、恶心、呕吐、警觉性下降、近期癫痫发作、偏瘫或瞳孔异常，或影像学证据提示ICP增加。相比之下，如果颅内病变部分或完全阻碍CSF的自由流动，那么硬脑膜穿刺后发生脑疝的风险增加[42]。位于解剖上狭窄的脑室系统（靠近第三脑室或脑导水管）或枕大孔的病变可使产妇的脑疝风险显著升高。随着病灶的增长，它可使脑脊液向脊髓移位，或者在脑脊液流出受阻的情况下，导致脑室容量增加和脑积水。

如果颅内脑脊液已经耗尽，腰部脑脊液压力突然由于硬脊膜穿刺而下降，那么脑组织受压力变化影响将被移到邻近的颅内室或椎管内（扁桃体疝），严重的神经功能恶化通常随之而来[43-46]。

8.5.3　Arnold-Chiari畸形

根据定义，Arnold-Chiari畸形是小脑的结构缺陷，其特征是小脑扁桃体通过枕骨大孔向下移位至少5mm，有时由于脑脊液流动受阻而导致非交通性脑积水。

这种先天性疾病最常见的是Ⅰ型，其特征是上述小脑扁桃体向下移位，可能与颈部脊髓空洞症有关。最常见的Ⅰ型畸形的产妇可能无症状，

或可能有包括头痛、共济失调和（或）四肢感觉运动障碍等症状。

Ⅱ型合并脊髓脊膜膨出，小脑和脑干组织均伸入枕骨大孔，导致发作性呼吸暂停、脑神经功能障碍和上肢无力。Ⅱ型与脑积水、脊髓空洞症和脊髓腰椎脊膜膨出有关。在Ⅲ型中，小脑和脑干进一步突出到枕骨大孔和脊髓，导致严重的神经功能障碍。Ⅲ型与脊髓空洞症、脊髓栓系和脑积水有关。Ⅳ型疾病涉及小脑发育不全。

成功的手术矫正可解除梗阻，但其他一些并发的异常，如脊髓栓系，可能持续存在，这是椎管内麻醉的重要禁忌证。对于无症状Ⅰ型Chiari畸形的产妇，可以谨慎地进行椎管内或硬膜外镇痛或麻醉，因为有许多报告记录了这些患者成功和顺利地接受椎管内和硬膜外镇痛或麻醉的情况[47-49]。

然而，如果患者在操作中发生了意外的大针径穿透硬膜和（或）出现持续性头痛或其他神经症状，建议早期行硬膜外血补丁治疗，因为脑脊液压力的降低可能会导致小脑扁桃体进一步疝出[50]。

8.5.4 假性肿瘤

特发性或良性颅内压增高，也称为大脑假瘤，是一种常见的情况，其中ICP增高并不意味

着硬脑膜穿刺后有发生脑疝的风险。这种疾病通常发生在育龄肥胖妇女，定义为ICP增加（大于$20mmH_2O$），脑脊液成分正常，缺乏已知的潜在原因。

在这些妇女中，脑脊液流动没有障碍，颅内和椎管内脑脊液室之间没有压差。因此，腰硬膜穿刺时脑脊液量的突然下降将被脑脊液向椎管内的流动迅速调节，不会出现脑移位或疝出。

事实上，这种疾病的治疗包括连续的腰椎穿刺，有意的清除多余的脑脊液，加上控制体重，利尿剂和类固醇。椎管内麻醉可有效地用于良性颅内压增高伴或不伴分流的产妇。然而，还是建议在给硬膜外药液时，采用5mL递增的、缓慢的给药，这可能使有症状的患者更好地耐受，否则由于分娩前ICP的增加，他们的症状可能会加剧[51-57]。

8.5.5 产妇麻醉前评估

与所有高危产妇一样，产前麻醉评估与多学科协作诊疗对有颅内疾病的产妇极其重要。图8.2展示了评估颅内占位性病变产妇椎管内麻醉风险的决策流程，它同时也提供了一个评估框架[58]。

目前没有证据表明孕妇的脑部磁共振成像对胎儿安全有危害，因此如果需要，在怀孕期间也

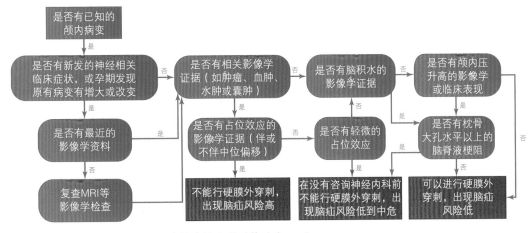

图8.2 颅内占位性病变产妇椎管内麻醉风险的决策流程（修改自[58]）

可进行这项检查[59]。

硬脊膜穿刺后引起脑疝的高风险产妇主要是指那些病变压迫正常脑组织并导致其跨中线移位或向下移动。无肿块占位效应、脑积水、提示ICP增高的临床表现或影像学证据的产妇，因硬脊膜穿刺而发生疝的风险有可能极小或不增加。对这类产妇进行仔细和多学科的评估，尽可能让低风险产妇能得益于椎管内麻醉的优势，同时也需要为高风险产妇进行适当的全身麻醉准备。

8.6 脊柱裂

脊柱裂是指由于神经管关闭失败而出现的各种先天性异常。它分为囊肿性脊柱裂和隐匿性脊柱裂。囊性脊柱裂包括脊膜膨出、脊髓脊膜膨出、脊椎裂、先天性无脑畸形。而隐匿性脊柱裂则广泛包括一些细小的脊柱缺陷。囊肿性脊柱裂是一种非常罕见的疾病，而隐匿性脊柱裂的成人发生率为10%～50%（基于椎体棘突和椎板上观察到的缺陷）[60,61]。此外，随着早期修复脑膜膨出和脊髓脊膜膨出的方法以及并发症治疗方面的进步，导致越来越多的脊柱裂患者达到了生育年龄。

8.6.1 隐匿性脊柱裂

这是一种相对常见的情况，主要发生在腰椎和骶骨的水平，在大多数情况下只有单独的骨弓异常，通常与椎间盘突出症相关。此时一般没有使用硬膜外麻醉的禁忌；唯一的建议是不要在异常锥体的位置行椎管内麻醉。支撑脊柱的韧带，特别是棘间韧带和黄韧带，可能在病变水平异常，这可导致意外硬膜穿刺的可能性增加。硬膜外腔也可能在病变的节段是不连续的，这可导致阻滞不全或硬膜外麻醉失败。

多达70%的脊髓异常患者可能存在皮肤凹陷或脊柱底部的毛斑，而其中只有30%有症状[38]。

在这些情况下，建议行磁共振成像排除脊髓栓系或其他可能的脊髓异常的存在，在正常的脊髓节段水平上进行区域麻醉是可以接受的。

8.6.2 脊柱裂囊肿

大多数脊柱裂囊肿患者在生命的最初24小时内进行手术，随着外科技术的不断改进，大的缺损也能被及时闭合。大多数患者发展为脑积水，但不是都需要做脑室分流。与之相关的可能存在胃肠、骨骼、心脏和肾脏系统的异常，影响生长发育。在90%的患者中观察到进行性脊柱畸形，发现有脊柱侧凸、后凸或前凸。对于存在神经功能缺陷或以往接受过脊柱手术的患者，区域麻醉不是绝对的禁忌证，但在技术上可能比较难施行。在这些患者中，意外硬膜穿刺和阻滞不全的风险增加。

脊柱裂可能与另一种非常罕见的情况有关，脊髓栓系综合征（图8.3）。在临床上这种综合征要注意的重要一点是，在实施区域麻醉时，由于脊髓圆锥位置低，穿刺时直接损伤脊髓的可能性

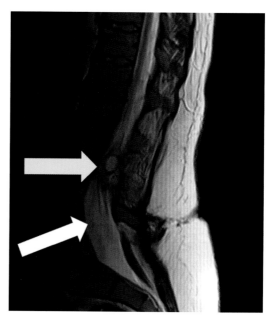

图8.3 T2加权矢状位图像，显示远端脊髓L1水平（黄色箭头）和S1水平（白色箭头）脊髓栓系（图片来自[62]，已获得授权）

更大。该综合征可能没有症状，直到需要行椎管内麻醉时才发现异常。由于脊髓位置较低，硬膜外麻醉可能比腰麻更安全，但对该类患者的硬膜外麻醉风险目前也尚不清楚。

当计划进行区域镇痛/麻醉时，是否所有的脊柱裂患者都应接受磁共振扫描（MRI），目前仍未达成共识。理论上，任何脊柱裂患者，包括隐匿性脊柱裂，即使没有出现神经症状，也可能有脊髓栓系[62,63]。

另外，当考虑脊柱裂作为区域麻醉的相对或绝对禁忌证而使用全身麻醉时，必须警惕全麻并非相对没有风险，目前已经报道了大量困难插管和插管失败的相关病例[64]。

（陈元敬译，郑雪梅校）

参考文献

[1] Watanabe T, Kawamura T, Jacob SE, et al. Pityriasis rosea is associated with systemic active infection with both human herpesvirus-7 and human herpesvirus-6. J Invest Dermatol. 2002, 119:793–7.

[2] Sleth JC, Guillot B, Kluger N. Lumbar tattoos and neuraxial anesthesia in obstetrics: practice survey in Languedoc-Roussillon, France. Ann Fr Anesth Reanim. 2010, 29:397–401.

[3] Gaspar A, Serrano N. Neuraxial blocks and tattoos: a dilemma? Arch Gynecol Obstet. 2010, 282:255–60.

[4] Welliver D, Welliver M, Carroll T, et al. Lumbar epidural catheter placement in the presence of low back tattoos: a review of the safety concerns. ANA J. 2010, 78:197–201.

[5] Segal S, Carp H, Chestnut DH. Fever and infection. In: Chestnut DH, editor. Obstetric anesthesia: princi-ples and practice. St. Louis: Mosby. 1999. p. 711–24.

[6] Bader AM, Datta S, Gilbertson L, et al. Regional anes-thesia in women with chorioamnionitis. Reg Anesth. 1992, 17:84–6.

[7] Goodman EJ, DeHorta E, Taguiam JM. Safety of spi-nal and epidural anesthesia in parturients with chorio-amnionitis. Reg Anesth. 1996, 21:436–41.

[8] Elton RJ, Chaudari S. Sepsis in obstetrics. Br J Anaesth Educ. 2015, 15:259–64.

[9] Hughes SC, Dailey PA, Landers D, et al. Parturients infected with human immunodeficiency virus and regional anesthesia. Clinical and immunologic response. Anesthesiology. 1995, 82:32–7.

[10] Evron S, Glezerman M, Harow E, et al. Human immu-nodeficiency virus: anesthetic and obstetric consider-ations. Anesth Analg. 2004, 98:503–11.

[11] Tom DJ, Gurevich SJ, Shapiro HM, et al. Epidural blood patch in the HIV-positive patient: review of clinical experience. Anesthesiology. 1992, 76:943–7.

[12] Bauchat JR. Focused review: neuraxial morphine and oral herpes reactivation in the obstetric population. Anesth Analg. 2010, 111:1238–41.

[13] Bates SM, Greer IA, Middeldorp S, et al. VTE, throm-bophilia, antithrombotic therapy, and pregnancy: anti-thrombotic therapy and prevention of thrombosis, 9th ed: American College of Chest Physicians evidence-based clinical practice guidelines. Chest. 2012, 141(2 Suppl):e691S–736S.

[14] Benhamou D, Mignon A, Aya G, et al. Prophylaxis of thromboembolic complications in obstetrics and gyn-aecology. Ann Fr Anesth Reanim. 2005, 24:911–20.

[15] Horlocker TT, Wedel DJ, Rowlingson JC, et al. Regional anesthesia in the patient receiving anti-thrombotic or thrombolytic therapy: American Society of Regional Anesthesia and Pain Medicine evidence-based guidelines (third edition). Reg Anesth Pain Med. 2010, 35:64–101.

[16] Gogarten W, Vandermeulen E, Van Aken H, et al. Regional anaesthesia and antithrombotic agents: recom-mendations of the European Society of Anaesthesiology. European Society of Anaesthesiology. Eur J Anaesthesiol. 2010, 27:999–1015.

[17] Butwick AJ, Carvalho B. Neuraxial anesthesia in obstet-ric patients receiving anticoagulant and antithrombotic drugs. Int J Obstet Anesth. 2010, 19:193–201.

[18] Hunt BJ, Gattens M, Khamashta M, et al. Thromboprophylaxis with unmonitored intermediate-dose low molecular weight heparin in pregnancies with a previous arterial or venous thrombotic event. Blood Coagul Fibrinolysis. 2003, 14:735–9.

[19] Dunkley SM, Russell SJ, Rowell JA, et al. A consen-sus statement on the management of pregnancy and delivery in women who are carriers of or have bleed-ing disorders. Med J Aust. 2009, 191:460–3.

[20] Choi S, Brull R. Neuraxial techniques in obstetric and non-obstetric patients with common bleeding diathe-ses. Anesth Analg. 2009, 109:648–60.

[21] Amorde R, Patel S, Pagel P. Management of labour and delivery of a patient with von Willebrand disease type 2 A. Int Anesthesiol Clin. 2011, 49:74–80.

[22] Kadir RA, Lee CA, Sabin CA, et al. Pregnancy in women with von Willebrand's disease or factor XI deficiency. Br J Obstet Gynaecol. 1998, 105:314–21.

[23] Lao TT, Halpern SH, MacDonald D, et al. Spinal sub- dural haematoma in a parturient after attempted epi-dural anaesthesia. Can J Anaesth. 1993, 40:340–5.

[24] Alperin NJ, Lee SH, Loth F, et al. MR-intracranial pressure (iCP): a method to measure intra-cranial elastance and pressure noninvasively by means of MR imaging: baboon and human study. Radiology. 2000, 217:877–85.

[25] Linninger AA, Xenos M, Zhu DC, et al. Cerebrospinal fluid flow in the normal and hydrocephalic human brain. IEEE Trans Biomed Eng. 2007, 54:291–302.

[26] Oldfield EH, Muraszko K, Shawker TH, et al. Pathophysiology of syringomyelia associated with Chiari I malformation of the cerebellar tonsils. Implications for diagnosis and treatment. J Neurosurg. 1994, 80:3–15.

[27] Friese S, Hamhaber U, Erb M, et al. B-waves in cere-bral and spinal cerebrospinal fluid pulsation mea-surement by magnetic resonance imaging. J Comput Assist Tomogr. 2004, 28:255–62.

[28] Hopkins EL, Hendricks CH, Cibils LA. Cerebrospinal fluid pressure in labor. Am J Obstet Gynecol. 1965, 93:907–16.

[29] Hogan QH, Prost R, Kulier A, et al. Magnetic reso-nance imaging of cerebrospinal fluid volume and the influence of body habitus and abdominal pressure. Anesthesiology. 1996, 84:1341–9.

[30] Grocott HP, Mutch WA. Epidural anesthesia and acutely increased intracranial pressure. Lumbar epidural space hydrodynamics in a porcine model. Anesthesiology. 1996, 85:1086–91.

[31] Hilt H, Gramm HJ, Link J. Changes in intracranial pressure associated with extradural anaesthesia. Br J Anaesth. 1986, 58:676–80.

[32] Bromage PR. Continuous lumbar epidural analgesia for obstetrics. Can Med Assoc J. 1961, 85:1136–40.

[33] Galbert MW, Marx GF. Extradural pressures in the parturient patient. Anesthesiology. 1974, 40:499–502.

[34] Fox MW, Harms RW, Davis DH. Selected neuro-logic complications of pregnancy. Mayo Clin Proc. 1990, 65:1595–618.

[35] Crosby ET, Preston R. Obstetrical anaesthesia for a parturient with preeclampsia, HeLLP syn-drome and acute cortical blindness. Can J Anaesth. 1998, 45:452–9.

[36] Schwartz RB, Feske SK, Polak JF, et al. Preeclampsia-eclampsia: clinical and neuroradiographic correlates and insights into the pathogenesis of hypertensive encephalopathy. Radiology. 2000, 217:371–6.

[37] Apollon KM, Robinson JN, Schwartz RB, et al. Cortical blindness in severe preeclampsia: computed tomography, magnetic resonance imaging, and single-photon-emission computed tomography findings. Obstet Gynecol. 2000, 95:1017–9.

[38] May AE, Fombon FN, Francis S. UK registry of high-risk obstetric anaesthesia: report on neurological dis-ease. Int J Obstet Anesth. 2008, 17:31–6.

[39] Finfer SR. Management of labour and delivery in patients with intracranial neoplasms. Br J Anaesth. 1991, 67:784–7.

[40] Terauchi M, Kubota T, Aso T, et al. Dysembryoplastic neuroepithelial tumor in pregnancy. Obstet Gynecol. 2006, 108:730–2.

[41] Chang LY, Carabuena JM, Camann W. Neurologic issues and obstetric anesthesia. Semin Neurol. 2011, 31:374–84.

[42] Gower DJ, Baker AL, Bell WO, et al. Contraindications to lumbar puncture as defined by computed cra-nial tomography. J Neurol Neurosurg Psychiatry. 1987, 50:1071–4.

[43] Beni-Adani L, Pomeranz S, Flores I, et al. Huge acoustic neurinomas presenting in the late stage of pregnancy. Treatment options and review of literature. Acta Obstet Gynecol Scand. 2001, 80:179–84.

[44] Boker A, Ong BY. Anesthesia for cesarean section and posterior fossa craniotomy in a patient with von Hippel-Lindau disease. Can J Anaesth. 2001, 48:387–90.

[45] Mamelak AN, Withers GJ, Wang X. Choriocarcinoma brain metastasis in a patient with viable intrauterine pregnancy. Case report. J Neurosurg. 2002, 97:477–81.

[46] Citerio G, Andrews PJ. Intracranial pressure. Part two: clinical applications and technology. Intensive Care Med. 2004, 30:1882–5.

[47] Landau R, Giraud R, Delrue V, et al. Spinal anesthe-sia for cesarean delivery in a woman with a surgically corrected type I Arnold-Chiari malformation. Anesth Analg. 2003, 97:253–5.

[48] Sicuranza GB, Steinberg P, Figueroa R. Arnold-Chiari malformation in a pregnant woman. Obstet Gynecol. 2003, 102:1191–4.

[49] Chantigian RC, Koehn MA, Ramin KD, et al. Chiari I malformation in parturients. J Clin Anesth. 2002, 14:201–5.

[50] Dewan DM. Chiari I malformation presenting as recur- rent spinal headache. Anesth Analg. 1992, 75:1025–6.

[51] Alperin N, Ranganathan S, Bagci AM, et al. MRI evidence of impaired CSF homeostasis in obesity-associated idiopathic intracranial hypertension. Am J Neuroradiol. 2013, 34:29–34.

[52] Aly EE, Lawther BK. Anaesthetic management of uncontrolled idiopathic intracranial hypertension dur-ing labour and delivery using an intrathecal catheter. Anaesthesia. 2007, 62:178–81.

[53] Kaul B, Vallejo MC, Ramanathan S, et al. Accidental spinal analgesia in the presence of a lumboperitoneal shunt in an obese parturient receiving enoxaparin therapy. Anesth Analg. 2002, 95:441–3.

[54] Heckathorn J, Cata JP, Barsoum S. Intrathecal anes-thesia for cesarean delivery via a subarachnoid drain in a woman with benign intracranial hypertension. Int J Obstet Anesth. 2010, 19:109–11.

[55] Bedson CR, Plaat F. Benign intracranial hypertension and anaesthesia for caesarean section. Int J Obstet Anesth. 1999, 8:288–90.

[56] Bédard JM, Richardson MG, Wissler RN. Epidural anesthesia in a parturient with a lumboperitoneal shunt. Anesthesiology. 1999, 90:621–3.

[57] Kim K, Orbegozo M. Epidural anesthesia for cesarean section in a parturient with pseudotumor cerebri and lumboperitoneal shunt. J Clin Anesth. 2000, 12:213–5.

[58] Leffert LR, Schwamm LH. Neuraxial anesthesia in par-turients with intracranial pathology. Anesthesiology. 2013, 119:703–18.

[59] Klein JP, Hsu L. Neuroimaging during pregnancy. Semin Neurol. 2011, 31:361–73.

[60] Farine D, Jackson U, Portale A, et al. Pregnancy complicated by maternal spina bifida. J Reprod Med. 1988, 33:323–6.

[61] Avrahami E, Frishman E, Fridman Z, et al. Spina bifida occulta of S1 is not an innocent finding. Spine (Phila Pa 1976). 1994, 19:12–5.

[62] Murphy CJ, Stanley E, Kavanagh E, et al. Spinal dys-raphisms in the parturient: implications for periopera-tive anaesthetic care

and labour analgesia. Int J Obstet Anesth. 2015, 24:252–63.

[63] Roberts ND, May AE. Regional anaesthesia and spina bifida. Int J Obstet Anesth. 2002, 11:12.

[64] Anderson KJ, Quinlan MJ, Popat M, et al. Failed intu-bation in a parturient with spina bifida. Int J Obstet Anesth. 2000, 9:64–8.

第9章 并发症
Complications

本章只介绍硬膜外操作引起的并发症。由注射药液引起的相关并发症，如局麻药毒性、全脊麻等，请参阅标准教科书。

9.1 意外穿破硬脊膜和硬脊膜穿刺后头痛

"当我从椅子上站起来时，觉得头骨受到了很大的压力，感觉非常头晕。当我平躺的时候，所有这些症状都立刻消失了，但当我站起来的时候，这些症状又回来了。我不得不上床睡觉，几乎在床上呆了9天，因为我一起床，所有的症状都又出现了。在腰椎穿刺9天后症状终于缓解了。"这是1898年奥古斯特·比尔（August Bier）和他的助手奥古斯特·希尔德布兰特（August Hildebrandt）在他们自己身上进行了可卡因腰麻后，第一次描述了硬脊膜穿刺后的影响。

意外穿破硬脊膜是产科麻醉中最令人担忧的问题，被硬膜外针不慎穿破硬脊膜的产妇中超过一半都会出现头痛症状，并且这可能与慢性头痛和背痛有关[1,2]。

9.1.1 病理生理学

一般认为硬脊膜穿刺后头痛（Postdural Puncture Headache，简称PDPH）是由于脑脊液（CSF）通过硬脊膜穿刺孔持续渗漏而丢失所致。然而，对于症状的产生，多孔的蛛网膜（包含许多细胞间的紧密连接和阻塞连接）可能比渗透性更强且无孔的硬脊膜更重要。

蛛网膜的主要功能是作为屏障存在的，因此它像是与硬脊膜相连的隔离组织，缺乏硬脊膜层的弹性特质。蛛网膜层限制了液体的逸出，因此通过穿刺孔丢失的CSF量可能与蛛网膜破口的闭合速度有关，而不是与硬脊髓膜破口的闭合速度有关[3-7]（图9.1）。因此，有学者提出用脑膜穿刺性头痛（Meningeal Puncture Headach，简称MPH）替代硬膜穿刺后头痛（PDPH），也对过去发表的体外观察硬脊膜研究提出了质疑。

脑脊液压降低导致头痛的机制目前认为是一种双因机制，包括颅内压支持的丧失和代偿性脑血管扩张。由于脑脊液丢失导致的颅内压支持减少使得直立时脑组织下移，引起颅内疼痛敏感结构（硬脑膜、脑神经、桥静脉和静脉窦）的牵引和压力。腺苷介导的血管扩张可能继发于颅内脑脊液减少（符合Monro-Kellie假说，该假说认为颅内组织体积必须保持恒定），也继发于反射性的颅内血管牵引。多条神经通路参与了PDPH症状的产生。其中包括头额部痛时的三叉神经眼支，头枕部疼痛时的颅神经IX和X，肩颈痛时的颈神经

© Springer Nature Switzerland AG 2020 1
G. Capogna, *Epidural Technique In Obstetric Anesthesia*,
https://doi.org/10.1007/978-3-030-45332-9_9

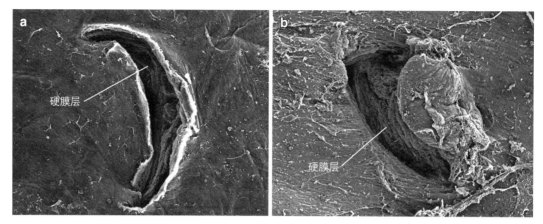

图9.1 （a）17G Tuohy针穿刺后硬脊膜−蛛网膜的破口。人硬脊膜囊内表面（蛛网膜层）。扫描电镜。（来自Reina M.A., Lo'pez A., Van Zundert A.A.J., De Andre's J.A.（2015）腰椎穿刺中产生的硬脊膜破口的超微结构。见：Reina M., De Andre's J., Hadzic A., Prats−Galino A., Sala−Blanch X., Van Zundert A.（编辑）区域麻醉和疼痛医学的功能解剖学图谱。已获得Springer, Cham授权）。（b）17G Tuohy针穿刺后的硬脑膜−蛛网膜破口。人硬膜囊的外表面（硬膜外层）。扫描电镜。（来自Reina Ma, Castedo J, Lo'pez A.Cefalea Pospuncio'n Dural. Ultralestructura de las Lesiones Durales y Agujas Espinales Usadas en las Punciones Lumbares. Rev. Arg Anestesiol. 2008；66：6−26，已获得Elsevier授权）

丛。恶心是由于迷走神经的刺激。听觉和前庭相关症状是由于脑脊液与外淋巴液通过耳蜗导水管直接相通，脑脊液减少导致内耳里面外淋巴压力降低以及内外淋巴液失衡，从而出现相关症状。严重的视觉障碍是由于支配眼外肌的神经出现短暂性麻痹。

9.1.2 临床表现及特征

症状的出现通常是延迟的，头痛通常在穿刺后12~48小时开始，很少超过5天[8]。体位性头痛是PDPH的基本特征，直立时头痛症状加重，平卧时头痛症状减轻或有所改善。国际头痛协会（IHS）的诊断标准[9]进一步将这种体位性定量描述为坐或站15分钟内出现症状或加重，躺下15分钟内改善。头痛的严重程度在患者之间差异很大，通常是双侧的，25%在额部，27%在枕部，45%二者兼有。目前还没有标准化的严重程度表，但Lybecker建议使用10分制的模拟量表（即VAS）来评估头痛强度，1~3分为轻度，4~6分为中度，7~10分为重度，也根据身体活动的限

制、卧床的程度和相关症状的存在来综合评估头痛程度[9]。

IHS的PDPH诊断标准要求头痛时至少伴有以下症状之一[9]:颈部僵硬、耳鸣、听觉减退、畏光和恶心。然而这个标准并不是绝对的，因为许多患有PDPH的患者除了头痛本身之外，没有其他任何症状。但通常头痛越严重，越有可能伴有相关症状。

最常见的相关症状是恶心、疼痛和颈肩部僵硬。患者可能会出现单侧的听觉或视觉症状，这类症状并不常见，但出现这两种症状的风险与穿刺针头大小直接相关。

9.1.3 危险因素

对是否出现PDPH影响最大的是患者的年龄，发病率随着时间的推移而下降。性别也是一个重要的危险因素，与男性相比，女性出现PDPH的风险大约是男性的两倍。通常认为怀孕是一个危险因素，但这可能只是由于怀孕人群是年轻女性人群，同时在做硬膜外镇痛时有被大针意外穿破

硬脊膜的风险。第二产程中用力产出胎儿时可能会促使脑脊液通过脑膜孔的丢失，并可能增加意外穿破硬脊膜后发生PDPH的风险[10]。我们穿刺时若用较大的硬膜外针进行硬脊膜穿刺，则会导致PDPH的发病率更高、头痛更严重、相关症状更多、症状持续时间更长以及更需要明确的相关治疗措施[11]。

其他可能导致椎管内麻醉后出现PDPH的重要因素包括操作者的经验、技能和体能状态等。在硬膜外穿刺中，反复多次穿刺、操作者缺乏经验和疲劳是增加意外穿破硬膜发生率的主要因素[12]。

9.1.4 预防

总的来讲，目前还没有对于预防PDPH相关措施的有力证据。

超声可以减少硬膜外麻醉时的穿刺次数，但对于其是否能减少意外穿破硬膜及PDPH的发生率，目前还尚无定论。卧床休息和积极的口服和静脉补液仍然被认为是主要的预防措施之一，尽管目前还缺乏有力证据支持这种常见的做法[13]。使用最小的硬膜外针可降低意外穿破硬膜后发生PDPH的风险[11]。其他预防措施包括蛛网膜下注射生理盐水、静脉注射促肾上腺皮质激素、放置硬膜外导管、硬膜外注射生理盐水、硬膜外使用阿片类药物和预防性硬膜外血补丁等，但这些方法都没有强有力的科学证据支持[14-15]。

另外需要强调的是，充分掌握腰椎解剖学知识和熟练仔细的穿刺技术才是最重要的预防措施。众所周知，位于硬膜外间隙后的脂肪将黄韧带与硬膜囊外表面隔开。然而，在硬膜外间隙的最外侧部分是没有脂肪附着的，黄韧带直接与硬膜囊相连，这一区域的硬膜特别容易被无意中刺穿[16]。如果偶然将硬膜外针插入该区域，麻醉医生应具备将针放置在硬膜外间隙的能力和经验，尽可能减少穿刺针穿过黄韧带的距离，从而避免穿破硬膜（图9.2）。穿刺针的针尖超过黄韧

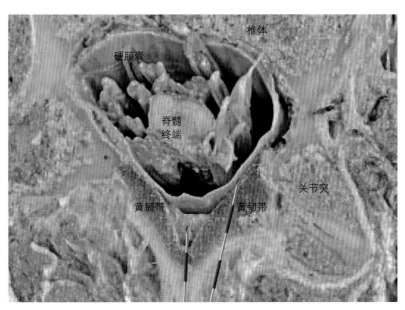

图9.2 人腰椎L1椎体水平（LF黄韧带）横切面。在硬膜外间隙的最外侧，没有硬膜外脂肪，黄韧带直接接触硬膜囊，这一区域特别容易发生意外硬膜穿刺。尤其是在这个区域，一个Tuohy针的针尖斜面部分只有几毫米，针一旦进入硬膜外间隙，医生越早停止进针（因此硬膜外针针尖超出黄韧带的距离越短），意外硬膜穿刺的可能性就越小（修改自[16]，已获得授权）

带进入硬膜外间隙的距离越短，硬膜穿刺的可能性越小，尤其是在黄韧带直接接触硬膜囊的外侧区域。

9.1.5 诊断评估

有许多各种有关PDPH的临床报道，大多数PDPH病例有已知或可能的硬膜穿刺史，症状延迟发作（但在48小时内），以及双侧体位性头痛（如果中度或重度可能伴有相关症状）。所幸的是，仔细询问病史及简略思考下其他可能的诊断通常就足以鉴别PDPH和其他原因引起的头痛。尽管我们自然而然地会怀疑硬膜穿刺后的头痛就是PDPH，但排除其他原因引起的头痛仍然有必要。

其他一些良性病因也是可能的：非特异性头痛、紧张型头痛、慢性头痛加剧、高血压性头痛、气脑、鼻窦炎、药物相关副作用（如咖啡因戒断）和自发性颅内低血压。能够引起剧烈头痛的疾病虽少见但必须排除，包括脑膜炎、硬膜下血肿、蛛网膜下腔出血、先兆子痫和子痫、颅内静脉血栓形成。

当典型的硬膜外穿刺后头痛症状持续发展并且逐渐失去PDPH的体位相关性特点的时候，应当保持高度警觉。

9.1.6 治疗

一旦诊断为PDPH，首先应向患者充分解释这种头痛的病因及预期病程会如何发展，并给出一个可行的治疗方案。

然而不幸的是，还没有任何高质量的证据来支持目前常用的诸多针对产科PDPH的治疗方法。以下就是产科麻醉医生协会（英国）建议的治疗方法，该协会成立了一个工作组来审查文献并为产科硬膜后穿刺头痛的管理制定循证指南[17]：

- 卧床休息可以减轻症状的强度，但不建议长时间卧床休息，因为它可能增加血栓栓塞相关并发症的风险。
- 建议考虑对因PDPH而活动能力下降的妇女进行血栓预防。
- 鼓励补液，以维持足够的血容量。
- 如果患者没有相关药物禁忌证，可提供简单的口服镇痛，如对乙酰氨基酚、弱阿片类药物和非甾体抗炎药。
- 可以提供强效阿片类药物，如吗啡或羟考酮等，但治疗通常不应超过72小时。
- 咖啡因可以提供，但限制在发病24小时内，最大剂量为900mg（哺乳妇女最大剂量为200mg）。
- 当症状影响日常生活和对婴儿的照顾时，可提供硬膜外血补丁（Epidural Blood Patch，简称EBP）。

尽管许多麻醉医生认为这是产科PDPH治疗的金标准，但对于硬膜外血补丁（EBP）治疗的高质量证据很有限[18]。这个操作本身目前已有很多相关描述及讲解，就是在靠近先前穿破的硬膜穿刺点无菌注射新鲜自体血。

EBP的作用机制虽然尚未完全阐明，但似乎与通过在硬膜缺损上形成凝块来阻止脑脊液进一步丢失以及使脑脊液头部移位的填塞效应（"硬膜外压力补片"）有关。EBP是否能在不同患者中起作用取决于多种因素，包括头痛和相关症状的持续时间、严重程度、穿刺时使用的针的类型和规格以及患者的意愿。不幸的是，关于这个操作的很多关键点目前并没有统一说法，如其最终的疗效、使用的最佳时机和打血补丁后仍需仰卧位的时间等。另外，我们对EBP治疗的后果与非侵入性治疗之间的风险利弊还没有一个完全充分的了解[18]。

早期关于EBP的报告中经常会提到高成功率，但往往没有描述对"成功"的严格定义，很少或没有随访，也没有考虑诸如针头尺寸和针尖设计、症状严重程度或PDPH本身的自然病程等混杂因素的影响。如今我们已经了解到EBP对PDPH的真正疗效并没有过去认为的那么高，而是明显低于过去所认为的[19]。

在出院前，我们应充分告知那些被硬膜外针穿破硬膜或被诊断过PDPH的患者，在哪些情况下应及时就医做进一步评估治疗，若需就医要联系谁，以及出院后的的随访是如何安排的。

9.2 意外硬膜下和硬膜内穿刺

在做硬膜外阻滞时，局部麻醉药意外注射到常被称为"硬膜下腔（Subdural Space）"的区域，尤其是在产科患者中，存在很大的不确定性。这是由于大多数病例虽疑似但并没有进一步检查，真正的发生率是未知的，因为很少能从解剖学上得出明确诊断。

大多数报告的意外硬膜下阻滞病例皆为接受区域阻滞镇痛分娩的产科患者，报道的发生率为0.8%~0.02%，这是由于诊断标准的差异，另一方面也是由于临床表现的巨大差异性[20,21]。

9.2.1 解剖学基础

硬膜下阻滞时所表现出的患者间个体差异是广泛存在的，这可以由相关解剖学基础来解释。超微结构研究表明，硬膜和蛛网膜之间没有间隙，但所谓的硬膜下腔并不像以前认为的那样是潜在的间隙，而只是由于创伤和组织损伤在脑膜内造成裂隙而产生的[22]（图2.19）。

蛛网膜有一个致密的板状部分附着在硬膜囊内部，里面还有一个独立的小梁部分。在板状蛛网膜部分和硬膜之间有一个隔间，称为硬膜–蛛网膜界面。硬脑膜–蛛网膜界面由神经上皮细胞组成，其细胞间连结相对较少，细胞间空隙较大，里面充满无定形物质。这表明，如果这层神经上皮细胞在机械力（如空气或液体注射）的压力作用下破裂，可以发生医源性的界面相互剥离（图9.3）。因此，在硬脑膜–蛛网膜界面内可以产生裂隙，其形式具有相当大的可变性。虽然有些裂

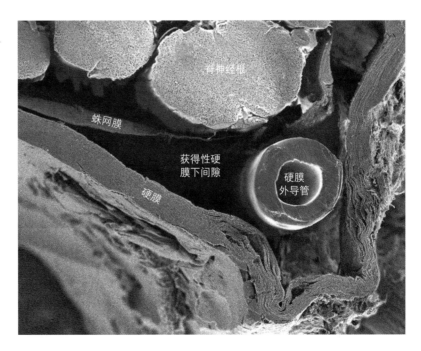

图9.3 硬膜下置入硬膜外导管（扫描电镜×25）（来自Reina et al.Atlas of Functional Angemia and Pooth Medicine. Springer，已获得授权）

隙较小尚不能形成一个大范围的间隙，但有些裂隙可向组织薄弱的区域扩展，而形成硬膜下腔。多个裂隙可结合形成所谓的原发性硬膜下腔，它可能很短，可能延伸到几乎整个脊柱长度，有时延伸到颅腔。在原发硬膜下腔内注射足够量的局部麻醉剂可能导致广泛阻滞的体征和症状，最严重的情况下伴有呼吸暂停和意识障碍。与这种原发性硬膜下腔的形成相似，多个继发的硬膜下间隙结合起来侵蚀硬膜，形成所谓的硬膜内间隙，在放射学上可与"硬膜下腔"区别开来。此外，硬膜内间隙也可能是人为的，由针或导管插入有厚度的硬膜层中导致硬膜分层而形成（图9.4）。

在穿过硬膜后，推进硬膜外针时，硬膜内导管放置的机制可以被视为一种"拉帐效应"。如果施加足够的压力，针尖可能会部分刺透硬膜层，使导管在硬膜层之间通过，形成硬膜内间隙。注入空气、生理盐水、造影剂或其他溶液会促使层膜脱离，从而在硬膜层中扩大这个间隙[23]。

9.2.2　硬膜下阻滞

硬膜下阻滞的临床表现取决于局部麻醉药的扩散范围，同时也由硬膜下腔在解剖上的可变性决定。硬膜下阻滞的效果介于蛛网膜下腔阻滞和硬膜外阻滞之间。起效缓慢是它的特征之一，通

图9.4　硬膜内腔内硬膜外导管的扫描电子显微镜图像（扫描电子显微镜×25（a）和×20（b)）（来自Rea et al.（2015）Atlas of Functional Angemia and Pooth Medicine.Springer和[23]，已获得授权）

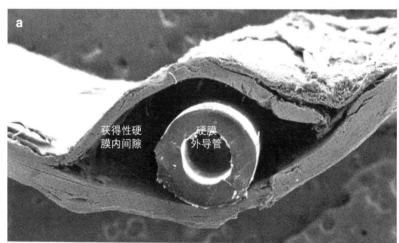
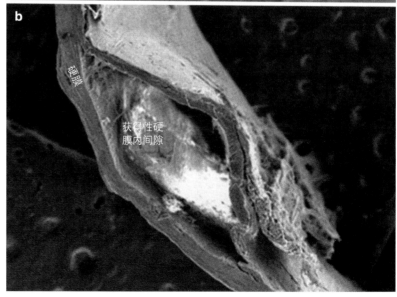

常在注射药物后15～20分钟起效，大概持续2小时，随后完全恢复。在硬膜下注射局麻药而产生的感觉阻滞平面通常较高，与注射的药物量不成比例，这是由于硬膜下腔的空间有限使药液扩散范围更广。相反地，感觉阻滞也可能不充分或完全没有。由于相对保留了腹侧神经根，对交感神经和运动功能的影响通常很小。因此，低血压一般只是中度的。运动阻滞的效果出现较缓慢且一般不太严重，在最严重的情况下，可能出现进行性呼吸不协调，而不是突然呼吸暂停。

然而，硬膜下阻滞的异常临床表现并不罕见，如肋间肌和上肢明显的运动障碍、单侧阻滞以及比阻滞起效更快的显著低血压等。此外，由于硬膜下间隙延伸到颅内，可能会产生持续数小时的昏迷和呼吸暂停。

另外，由于神经根穿过间隙受压或穿过间隙的小动脉受压导致神经组织缺血，而出现永久性神经损伤，但这非常罕见[24]。

9.2.3 硬膜内阻滞

虽然偶然地将局部麻醉药注射到硬膜下间隙可能会产生广泛的阻滞，有时可能危及生命，但注射到硬膜内间隙的局麻药倾向于在硬膜层内形成一个局限性的药囊，可产生一个受限的、不充分的区域阻滞。有时硬膜内阻滞的患者在硬膜外导管插入或注射局麻药时会出现疼痛。这种疼痛可以解释为硬膜内注射后形成的肿块与神经根受压所致。

反复注射的局部麻醉药可能会从硬膜内间隙逸出，最有可能的逸出位置是在硬膜外导管的周围，最终产生临床可接受的阻滞范围。然而，至少在理论上，麻醉药物可能会从硬膜的封闭层破裂后进入到硬膜下腔，或者从周围的硬膜和蛛网膜破裂后进入到蛛网膜下腔（图9.5）。

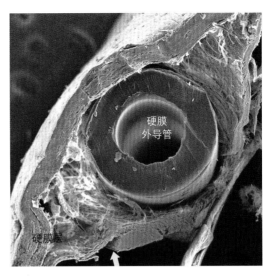

图9.5 硬膜外腔内硬膜外导管的扫描电镜图像。箭头表示由导管向蛛网膜下腔迁移（扫描电子显微镜×50）引起的硬脑膜层破裂区域（来自Reina et al.（2015）Atlas of Functional Angemia and Pooth Medicine.Springer和[23]，已获得授权）

9.3 硬膜外阻滞后的神经损伤

大多数神经损伤不是由麻醉干预直接引起的，而是分娩相关的因素引起的，甚至还可能是自发的。麻醉操作引起的神经并发症包括针头或导管对脊神经根施加压力造成的直接创伤、硬膜外血肿和硬膜外脓肿。幸运的是，这些是非常罕见的，但如果没有及时发现，它们可能会对神经造成毁灭性的影响。在产科人群中，硬膜外阻滞后神经损伤的发生率计算为1/25000[25]，永久性神经损伤的发生率在（0.2～1.2）/10万之间[26]，也有文献报道为百万分之四[27]。

所有神经并发症，诊断和治疗时间越长，预后越差。硬膜外脓肿和脑膜炎等感染非常罕见，可能是全身性败血症的表现。硬膜外血肿通常与凝血障碍相关。但血肿也可能是自发性的，这与硬膜外阻滞无关。

大多数患者分娩后的神经系统并发症是分娩本身引起的产科麻痹，高达分娩产妇的0.9%[28]。产科麻痹，指在分娩过程中，因为婴儿过大或胎位异常等原因，出现神经损伤而导致的运动或感觉障碍。常见的产科麻痹包括肩部麻痹、臀部麻痹、腿部麻痹等。

分娩后周围神经损伤可能是分娩时的相关手术操作、截石位或胎儿头部压迫造成的，甚至在没有硬膜外麻醉操作的情况下也可能发生。在过去的产科实践中，产程过长，产钳使用频繁，均可导致腰骶神经丛损伤。胎儿头部也可能压迫和伤害腰骶丛，因为它穿过骶骨翼或骨盆后缘。此损伤多见于未产妇女，盆骨板状，大婴儿，头盆不称，顶先露，产钳助产等。这种类型的压迫性神经损伤可能涉及多个水平的神经根，表现为股神经或闭孔神经的损伤，从而出现L4-L5皮区的感觉障碍。股神经损伤使大腿前侧和小腿内侧出现感觉障碍，影响股四头肌肌力、髋关节屈曲和膝跳反射。腰骶丛的近心端受损也可导致髂腰肌无力而出现髋关节屈曲障碍。闭孔神经在盆腔外侧壁或在闭孔管内被压迫，这导致大腿内侧感觉障碍，髋关节内收无力，以及关节内旋转障碍。

9.3.1　针头/导管创伤

硬膜外针直接损伤神经根导致的单根神经损伤非常罕见（0.75/10 000）[29]。神经束内进针和束内注射后的高压力可能导致严重的神经束损伤和持续的神经功能缺损[30]。

一过性的感觉异常在硬膜外导管置管时并不罕见，但一般不会导致神经损伤。

然而，疼痛或持续性感觉异常是神经损伤后令人担忧的问题。一旦在进针或置管时出现疼痛或持续性感觉异常，针头或导管必须立即移除或重新定位，并在产后密切随访患者的预后。同样，任何局麻药注射引起的感觉异常或疼痛都应停止注射并密切随访。三分之二的麻醉相关神经并发症与感觉异常或注射时疼痛有关[31]，前者往往是直接的神经损伤所致，后者则是神经内注射所致。感觉异常、感觉丧失和相关神经支配的肌肉无力是常见的神经损伤后表现。

柔性导管比刚性导管所引起的创伤较小，但仍可缠绕神经根或卡在椎间孔内。脊髓损伤有时也会发生，可能是由于硬膜外针进针时不小心造成的，也可能是解剖结构异常所导致的，如脊柱裂患者的脊髓栓系。

应对患者的所有异常感觉都做好记录，并在产后随访。若在椎管内麻醉穿刺过程中没有任何感觉异常或疼痛，那么引起感觉异常的神经损伤则更有可能是产科因素造成的。这种情况下，大多数产科患者的神经损伤或病变不伴有疼痛，其症状要么维持不变，要么随时间不断改善。然而神经损伤若是椎管内麻醉引起的，则患者经常会伴有疼痛，且症状有恶化的趋势。严重的背痛和全身下肢麻木和无力，伴或不伴括约肌功能障碍，此时高度提示可能有脊髓的损伤。

大多数患者的产科相关周围神经损伤是暂时的，会在6~8周内自发地缓解。有些可能需要更长的时间。为避免肌肉萎缩，可能需要采用支持性的物理治疗。若神经损伤是椎管内麻醉引起，那损伤的部位及严重程度决定了损伤后神经的恢复及预后。轻度损伤与产科相关神经的损伤病程相似，但严重损伤可能会完全或部分丧失神经功能。

9.3.2　硬膜外血肿

硬膜外血肿是一种可怕的，但很少见的区域麻醉的并发症，每168 000名妇女中有1人，或每百万人中有6人发生硬膜外血肿[27]。

区域麻醉后的硬膜外血肿大多发生在凝血异常的患者，尤其是使用抗凝剂的患者或重度子痫前期的患者[32-34]。

硬膜外血肿的症状是双腿无力，尿失禁，直肠括约肌张力丧失。在这些严重的神经功能缺损之前，背部或腿部的剧痛可能会持续几个小时。当出现阻滞效果无消退且长时间的运动麻痹时，应怀疑是否存在硬膜外血肿。有症状的硬膜外血肿必须在6小时内行手术减压，以获得完全康复的最佳机会。

妊娠期很少发生自发性硬膜外血肿。因为妊娠的特点之一是相对的高凝状态，这可有效降低硬膜外血肿的风险。然而，硬膜外腔有一个广泛的静脉系统，其中包括来自脊髓和椎体的支流血管，这些支流血管汇入椎外静脉丛，并在怀孕期间由于血容量增加而变得更加充盈。由于这种静脉系统不包含瓣膜，并且存在于低压环境中，任何由于Valsalva动作、呕吐或机械压迫腔静脉可以显著增加静脉跨壁压，使静脉容易受损伤。据推测，自发性硬膜外血肿可能是由于患者本身存在静脉壁相关缺损，然后在围产期的高动力血流循环下会加重这种静脉壁的缺陷[35]。

9.3.3 硬膜外脓肿

只有3.9%的硬膜外脓肿与椎管内麻醉操作有关[36]，它们在产科患者中也非常少见[37]。

这并不奇怪，因为硬膜外脓肿的主要危险因素是免疫力低下、脊柱断裂和长时间硬膜外置管，所有这些因素都很少发生在产科患者中。硬膜外脓肿的症状包括发烧、乏力、头痛和感染节段的背痛。在针或导管插入部位可能有浅表感染的证据，在该部位的深层触诊中可发现疼痛。患者的白细胞计数会升高。症状进展到神经根疼痛通常需要1~3天。神经功能缺损会随着脊髓受压而发展，包括下肢疼痛、下肢无力、肠和膀胱功能障碍甚至截瘫。手术治疗硬膜外脓肿是必要的。

9.4 硬膜外导管断裂

硬膜外导管断裂是非常罕见的情况，除了少数情况外，一般是无害的。

在硬膜外导管置入过程中，可能会导致导管断裂的行为包括置入导管过长；置管时用力过猛，顶着阻力推进导管；拔除导管时没有同时拔除硬膜外针（Tuohy针）；将硬膜外针针套着导管继续往里推进。此外，如果导管夹在针尖和骨性表面之间，也可能会损坏。理论上，当腰硬联合麻醉在不同的腰椎间隙进行时，导管可能会被腰麻穿刺针戳断。

最常见的导管断裂是发生在移除导管的过程中，尤其是在移除打结、打折或被卡住的导管时，或者当导管缠绕在组织上，如骨、筋膜、韧带或神经等，过度用力的拉出导管则可能导致导管断裂。导管也可能由于本身在制造时就存在破损而断裂。避免置入导管过深，以防止导管卷绕、打结和卡压[38-39]，这是预防硬膜外导管在置入过程中断裂的主要方法。

当遇到阻力时，导管绝不应通过针头先取出，针头和导管应作为一个整体取出。应该检查导管是否存在制造缺损，并避免使用带尖锐斜角针尖的硬膜外针。为预防硬膜外导管在拔除时断裂，可采取如下方法：如果在试图拔除导管时出现导管阻力或拉伸，可将患者放置在与置管时相同的体位[40]。据报道，屈曲侧卧位比坐姿更易取出导管，坐姿时退管需要的力量是屈曲侧卧位的2.5倍[41]。

在难以拔除导管的情况下，应该适当停止操作15~30分钟，让组织松弛一下[40]。通过导管注射生理盐水，同时进行缓慢的牵引导管[42]。

在移除导管困难的情况下，还可以选择在局麻镇静下切开或全身麻醉使用肌松剂下切开取出。

所有残留了硬膜外导管碎片的患者都应进行适当的影像学检查，以了解其确切位置。同时有必要做好相关医疗文书记录，鼓励无症状患者及时进行随访，以便一旦出现症状后尽早做出诊断。随访检查时可采用的影像学检查包括放射影像、计算机断层扫描、磁共振成像和超声检查等。

手术切除只适用于复杂的情况，包括导管的尖端位于鞘内间隙，通过导管有脑脊液漏出；或者当患者因神经卡压而发生感染或根性疼痛；或者当导管的断端从皮肤中突出来，病原菌可沿着导管进入深部组织而引发感染。

（陈元敬译，郑雪梅校）

参考文献

[1] Choi P T, Lucas S. Postdural puncture headache. In: Halpern S H, Douglas M J, editors. Evidence-based obstetric anesthesia. Malden: Blackwell Publishing, 2005. p. 192–207.

[2] Webb C A, Weyker P D, Zhang L, et al. Unintentional dural puncture with a Tuohy needle increases risk of chronic headache. Anesth Analg. 2012, 115:124–132.

[3] Reina M A, López-García A, de Andrés-Ibáñez JA, et al. Electron microscopy of the lesions produced in the human dura mater by Quincke beveled and Whitacre needles. Rev Esp Anestesiol Reanim. 1997, 44:56–61.

[4] Reina M A, López A, van Zundert A, et al. Ultrastructure of dural lesions produced in lumbar punctures. In: Reina MA, editor. Atlas of functional anatomy of regional anesthesia and pain medicine. New York: Springer, 2015. p. 767–794.

[5] Reina M A, Castedo J, López A. Postdural puncture headache. Ultrastructure of dural lesions and spinal needles used in lumbar punctures. Rev Arg Anestesiol. 2008, 66:6–26.

[6] Reina M A, Prats-Galino A, Sola RG, et al. Structure of the arachnoid layer of the human spinal meninges: a barrier that regulates dural sac permeability. Rev Esp Anestesiol Reanim. 2010, 57(8):486–492.

[7] Reina M A, López A, Badorrey V, et al. Dura-arachnoid lesions produced by 22 gauge Quincke spinal needles during a lumbar puncture. J Neurol Neurosurg Psychiatry. 2004, 75:893–897.

[8] Lybecker H, Djernes M, Schmidt J F. Postdural punc-ture headache (PDPH): onset, duration, severity, and associated symptoms. An analysis of 75 consecu- tive patients with PDPH. Acta Anaesthesiol Scand. 1995, 39:605–612.

[9] HIS classification. https://ichd-3.org/7-headache-attributed-to-non-vascular-intracranial-disorder/7-2-headache-attributed-to-low-cerebrospinal-fluid-pressure/7-2-1-post-dural-puncture-headache/.

[10] Angle P, Thompson D, Halpern S, et al. Second stage pushing correlates with headache after uninten-tional dural puncture in parturients. Can J Anaesth. 1999, 46:861–866.

[11] Sadashivaiah J, McLure H. 18-G Tuohy needle can reduce the incidence of severe post dural puncture headache. Anaesthesia. 2009, 64:1379–1380.

[12] De Almeida S M, Shumaker S D, LeBlanc S K, et al. Incidence of postdural puncture headache in research volunteers. Headache. 2011, 51:1503–10.

[13] Arevalo-RodriguezI, CiapponiA,MunozL, etal. Posture and fluids for preventing post-dural puncture headache. Cochrane Database Syst Rev. 2013;(7):CD009199. https://doi.org/10.1002/14651858.CD009199. pub2.

[14] Apfel C C, Saxena O S, Cakmakkaya O S, et al. Prevention of postdural puncture headache after accidental dural puncture: a quantitative systematic review. Br J Anaesth. 2010, 105:255–263.

[15] Heesen M, Klohr S, Rossaint R, et al. Can incidence of accidental dural puncture in laboring women be reduced? A systematic review and meta-analysis. Minerva Anesthesiol. 2013, 79:1187–1197.

[16] Reina M, Lirk P, Sàncez A P, et al. Human lumbar ligamentum flavum anatomy for epidural anesthesia. Reviewing a 3D MR-based interactive model and postmortem samples. Anesth Analg. 2016, 122:903–907.

[17] Russel R, Laxton C, Lucas D N, et al. Treatment of obstetric postdural puncture headache. Part 1: conser-vative and pharmacological management. Int J Obstet Anesth. 2019, 38:93–103.

[18] Russell R, Laxton C, Lucas D N, et al. Treatment of obstetric post dural puncture headache. Part 2: epidural blood patch. Int J Obstet Anesth. 2019, 38:104–118.

[19] Paech M J, Doherty D A, Christmas T, et al. The vol-ume of blood for epidural blood patch in obstetrics: a randomized blinded clinical trial. Anesth Analg. 2011, 113:126–133.

[20] Lubenow T, Keh-Wong E, Kristof K, et al. Inadvertent subdural injection: a complication of an epidural block. Anesth Analg. 1988, 67:175–179.

[21] Jenkins J G. Some immediate serious complications of obstetric epidural analgesia and anaesthesia: a prospective study of 145,550 epidurals. Int J Obstet Anesth. 2005, 14:37–42.

[22] Reina M A, De Leon C O, Lòpez A, et al. The origin of the spinal subdural space: ultrastructure findings. Anesth Analg. 2002, 94:991–995.

[23] Collier C B, Reina M A, Prats-Galino A, et al. An anatomical study of the intradural space. Anaesth Intensive Care. 2011, 39:1038–1042.

[24] Mc Menemin I M, Sissons G R, Brownridge P. Accidental subdural catheterization: radiological evidence of a possible mechanism for spinal cord damage. Br J Anaesth. 1992, 69:417–419.

[25] Moen V, Dahlgren N, Irestedt L. Severe neurologi-cal complications after central neuraxial blockades in Sweden 1990–1999. Anesthesiology. 2004, 10:950–959.

[26] Royal College of Anaesthetists. 3rd National Audit Project (NAP3). National Audit of Major Complications of Central Neuraxial Block in the United Kingdom. 2009.

[27] Ruppen W, Derry S, McQuay H, et al. Incidence of epidural hematoma, infection and neurologic injury in obstetric patients with epidural analgesia/anesthesia. Anesthesiology. 2006, 105:394–399.

[28] Wong C A, Scavone B M, Dugan S, et al. Incidence of

postpartum lumbosacral spine and lower extremity nerve injuries. Obstet Gynecol. 2003, 101:279–88.

[29] Scott D B, Tunstall M E. Serious complications associated with epidural/spinal blockade in obstetrics: a two-year prospective study. Int J Obstet Anesth. 1995, 4:133–139.

[30] Gentili F, Hudson A R, Hunter D, et al. Nerve injection injury with local anesthetic agents: a light and electron microscopic, fluorescent microscopic, and horserad- ish peroxidase study. Neurosurgery. 1980, 6:263–272.

[31] Auroy Y, Narchi P, Messiah A, et al. Serious com-plications related to regional anesthesia: results of a prospective survey in France. Anesthesiology. 1997, 87:479–486.

[32] Horlocker T T. Regional anesthesia and analgesia in the patient receiving thromboprophylaxis. [editorial]. Reg Anesth. 1996, 21:503–507.

[33] Lao T T, Halpern S H, MacDonald D, et al. Spinal sub-dural haematoma in a parturient after attempted epi- dural anaesthesia. Can J Anaesth. 1993, 40:340–345.

[34] Yuen T S, Kua J S W, Tan I K S. Spinal haematoma fol- lowing epidural anaesthesia in a patient with eclamp- sia. Anaesthesia. 2002, 50:350–371.

[35] Carroll S G. Spontaneous spinal extradural hematoma during pregnancy. J Matern Fetal Med. 1997, 6:218–219.

[36] Reihsaus E, Waldbaur H, Seeling W. Spinal epidural abscess: a meta-analysis of 915 patients. Neurosurg Rev. 2000, 23:175–204.

[37] Loo C C, Dahlgren G, Irestedt L. Neurological com-plications in obstetric regional anaesthesia. Int J Obstet Anesth. 2000, 9:99–124.

[38] Schummer W, Schummer C. Another cause of epi-dural catheter breakage? Anesth Analg. 2002, 94:233.

[39] Hobaika A B. Breakage of epidural catheters: etiology, prevention, and management. Rev Bras Anestesiol. 2008, 58:227–233.

[40] Morris G N, Warren B B, Hanson E W, et al. Influence of patient position on withdrawal forces during removal of lumbar extradural catheters. Br J Anaesth. 1996, 77:419–420.

[41] Demiraran Y, Yucel I, Erdogmus B. Subcutaneous effusion resulting from an epidural catheter fragment. Br J Anaesth. 2006, 96:508–509.

[42] Podovei M, Flaherty D, San Vicente M, et al. Epidural saline to facilitate arrow flex-tip epidural catheter removal. Anesth Analg. 2011, 112:1251.

第10章 硬膜外麻醉教学
Teaching the Epidural Block

硬膜外麻醉是一种复杂的操作，需要认知技能，如解剖学和操作方面的知识，以及心理活动技能，如实施操作所需的技能。

在过去，初学者通常通过阅读一定程度的背景知识，然后在临床环境以活生生的患者作为学习模型，在指导教师的指导下完成硬膜外麻醉。这种模式不可避免地会产生一定数量的失败的硬脑膜穿刺，但是，为了培养未来的医护人员，这些在教学过程中是必须被接受的。

在一些医院，新手麻醉医师仍然直接在患者身上接受培训，而在其他医院，他们可以使用模拟和仿真装置进行培训，然后再到患者身上操作。

10.1 硬膜外麻醉教学

硬膜外麻醉教学的一个理想顺序可能是：首先，住院医师进行基本的正式培训，包括观看讲座、录像、教具以及在模拟器上练习操作步骤，从而获得知识和技能；其次，住院医师可以观察专家对患者实施硬膜外麻醉，然后在有经验的麻醉医师的监督下进行操作；最后，他们单独进行操作。直接观察、核对清单、评分表和学习曲线可能可以用来确定受训者是否达到了足够的能力水平。对学员进行录像和视频审查也可能有助于他们掌握硬膜外麻醉的技能，它是培训和激励麻

醉科住院医师在产房实施硬膜外镇痛的一个很有前途的宝贵工具[1]。

在实践中，没有一个普遍接受的、全面的或标准的系统方法来传授硬膜外麻醉。

传统教学方式是直接在患者身上传授硬膜外麻醉，是否合格主要由主管麻醉医师进行判断。然而，毫无疑问，从传统方式过渡到更有条理的硬膜外麻醉培训计划，还包括模拟培训和设计好的监督与教学模式。这种转变可能会提高教学效果，大大降低培训期间的意外硬脑膜穿刺率[2]。

操作技能的获得有3个阶段：认知、整合和自动化。认知包括形成对任务的理解和知觉意识。它由任务的清晰描述和演示进行辅助。在整合阶段，认知阶段的知识被纳入该任务的操作技能学习中。最终，该任务成为自动的，甚至是潜意识的。对于专家来说，也就是对于教师来说，要把一项任务分解成各个部分来教给新手可能并不容易。而且也可能很难理解新手最经常需要克服的困难步骤是什么。

初学者在硬膜外操作中遇到的主要基本困难包括：

（1）识别硬膜外间隙并按照所需的角度进针以便不触及到骨骼的能力。

（2）识别虚假或假性阻力消失的能力：因为担心

© Springer Nature Switzerland AG 2020 1
G. Capogna, *Epidural Technique In Obstetric Anesthesia*,
https://doi.org/10.1007/978-3-030-45332-9_10

刺破硬脑膜，也为了让受训者更舒适，一些机构传授硬膜外麻醉时，针尖进入到几厘米深的软组织，而不是到达黄韧带的背侧。这样，针头可能位于软组织之间的某处，远在硬膜外腔之前，如果在这个阶段开始用注射器进行阻力消失试验，可能会引起错误的阻力消失。

（3）根据针头的倾斜度、深度、椎体的位置以及针头本身传回的触觉识别骨骼并正确调整针头路径的能力。

（4）在不刺破硬脑膜的情况下，合理的延伸针头从而将针头置于硬膜外腔的能力：延伸是指针尖超出黄韧带进入硬膜外腔的距离。延伸越小，刺破硬脑膜的可能性越小。针的延伸取决于各种因素，如人的感觉、组织参数（黄韧带的峰阻力、落空力）以及人的因素，如握针的手势、肌肉的协调收缩（使双手的腕关节和指关节用力）和进针的速度。专家能够通过调节施加在针头-注射器-活塞系统上的压力、控制进针速度和感知力的变化来控制针的延伸，而新手则不具备这种能力。

10.2　教学工具

10.2.1　硬膜外模拟装置

人体硬膜外模拟装置是基于塑料或橡胶制成的实物人体模型或假人模型任务训练器。它们不是计算机驱动的，一般不包含机械或电子部件或技术。它们是便携式的，易于设置和使用，并可能有物理上可触及的解剖标志。一些基于塑料制作的人体模型模拟装置已经被开发出来。这些模型通常含有代表腰椎的实体结构。表面覆盖人工合成皮肤，通常可以用不同密度的皮肤替换，以代表不同患者的差异。通常有一个复合橡胶脊柱管，里面充满液体以模拟脑脊液。如果用针刺破，脑脊液就会在体内发生泄漏。一些人体模型可以进行超声扫描，以便在穿刺前查看内部结构，并估计硬膜外间隙的深度和位置。

人体模型看起来与患者相似。它们易于设置，便于携带，而且通常比较便宜。主要的优点是人体模型是实体的而不是虚拟的，这样临床医生用他/她的手来进行硬膜外穿刺时更接近真实情景。例如，人体模型通常包含一个充满盐水的硬膜囊，如果硬膜被刺破，硬膜囊就会渗漏，操作者可以移去皮肤，观察里面的物理结构，这有助于想象脊柱的解剖结构。人体模型模拟装置的缺点是组织的准确性很难用人造橡胶或塑料进行再现。大多数进针阻力是根据临床专家尝试进针并给予反馈意见设计的，但它们不是基于实际记录的数据。此外，人体模型很难精确地包含和再现所有解剖层次，如皮肤、皮下脂肪、各种韧带、脑膜层和骨骼。

触觉和虚拟现实技术领域的最新发展产生了以虚拟现实为基础的、具有触觉反馈的硬膜外模拟装置。

触觉技术可以更好地模拟硬膜外麻醉过程中穿透组织所需到的阻力，而实时三维可视化技术可以从各个角度看到针头及其与脊柱内部解剖结构的关系。

市售的模拟装置非常昂贵，而且使用过程中还有一些限制，如进针时可移动的深度、进针时的阻力范围以及进针时能调整的方向有限。

新的更复杂的模拟装置目前正处于其早期开发阶段（原型水平）。这些模拟装置可以实现真正的模拟，可以记录受训者的培训过程，还可以模拟不同患者的解剖结构。在这些模拟器中，计算机显示一个具有椎体和多边形针头模型的3D患者模型。3D病人模型数据来自实际患者的磁共振图像扫描。触觉反馈的力是基于硬膜外穿刺过程中获得的数据，这些数据来自各种组织，包括犬类、猪类和死后的人体以及活体志愿者，并结合专家意见。这些力的数据描述了硬膜外Tuohy针在进针时遇到的力。

软件和触觉技术复制了现实生活中病人做硬膜外麻醉的条件，允许对不同身高、BMI、角度和脊柱弯曲的患者进行调整[3]。

虚拟患者可以匹配各种体形、体重和身高。由于身体的大小在很大程度上影响了进针阻力，而触觉设备可以根据人的身体大小产生不同的阻力。这个3D模型中的脊柱可以实时弯曲和屈曲，以模拟各种患者的姿势，包括坐位、侧卧和屈曲，这些姿势可以增加椎骨之间的距离。3D模型中的沉浸式3D显示器与反射式偏光图像相结合，可以从不同的观察角度对整个操作过程实现三维可视化。

在未来的产科麻醉培训中，需要有解剖学上类似于分娩者的人体模型，该模型可以模拟产妇宫缩时的动作。这样的人体模型（用于产科麻醉模拟训练）最好还需要放在一个可以检测到心电图的环境中，而且环境要像有医护人员的产房一样紧张。带有人工智能的机器人人体模型，或者是更好的是带有人类演员的混合模拟装置，可以成为产科麻醉培训的下一代工具。

10.2.2　连续实时压力感应技术

动态压力感应技术（CompuFlo Epidural Trainer®）（见第6章）（图10.1）可以通过触摸不到的压力特征来区分组织类型。这使受训者能够准确地识别针头的位置，并区分假性和真性阻力的消失。通过将触觉与实时客观反应压力变化的视觉和听觉联系起来，受训者可以确认针尖已经进入黄韧带和/或硬膜外间隙，并建立信心、加快硬膜外操作的学习曲线。该技术可与患者一起使用[4]，也可与硬膜外模拟装置一起使用[5,6]。

这个技术的另一个新的重要特点是，它可以记录操作时的数据和图表，这使培训者能够在操作完成后进行回顾并对操作进行评价。对技术和/或操作进行记录可以培训出最好的技术，并且能进行客观研究。展示、记录和打印介绍操作的图表，还可以使操作者更了解解剖结构和必须面对的结构，从而更迅速地掌握该技术。

10.3　学习评估

传统上，由专家直接观察评估受训者的操作技能，这在麻醉学教学中是非常可行的，因为受训者进行操作时受到高度的监督。尽管是可行的，但没有具体的评估标准导致评价结果的可靠性和有效性不高。确定受训者有能力在产科病房进行独立操作的时间点是具有挑战性的，因此，非常需要一种强有力的评估方法。

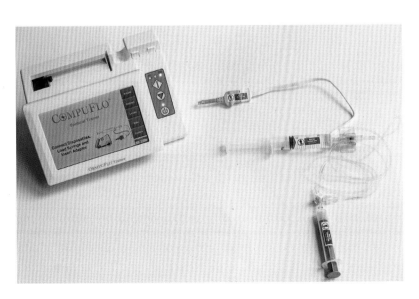

图10.1　CompuFlo Epidural Trainer®使用动态压力感应技术使培训者准确识别针在硬膜外腔的位置

10.3.1　使用核对清单和评分表进行直接观察

为了克服这些问题，人们制定了特定的标准进行直接观察。

操作技能的结构化直接观察是一种为操作技能提供反馈的方法，这些技能是提供优质护理所必需的。

评估方式是评估员在一个结构化核对清单的指导下观察受训者在工作场所的实际操作过程。

二分类内容核对表可以作为直接观察时对表现进行评分的一种方式。核对表将一项任务分解成不同的部分，并将每个部分的结果判定为合格/不合格。需要为每一个要评估的操作技能设计和验证一个新的核对表。核对表可以通过调查专家意见来构建，尽管不同的专家小组可能不会对核对表的每个点达成一致。研究发现即使已发表的硬膜外麻醉核对清单之间有那么多不同的项目，差异很大，但是这些核对清单在硬膜外麻醉的评估中都具有很好的可靠性[7-10]（图10.2）。

图10.2　硬膜外麻醉的核对清单（改编自[7]，已获得授权）

✓ 硬膜外麻醉的核对清单

1　确保病人舒适、安全的躺在床中间

2　适当调整床的高度

3　小心的准备一个无菌工作区

4　倒出消毒液（或让护士倒出消毒液）而不污染硬膜外装置

5　洗手，按无菌要求戴手套

6　优化他/她自己的操作姿势

7　消毒背部皮肤，消毒区域尽量广

8　等消毒液晾干

9　整齐地摆放并准备好所有的必需设备（针头、注射器、局部麻醉药）

10　嘱患者拱起背部

11　以无菌方式在患者背部铺洞巾

12　触摸髂嵴标记进针点

13　提醒患者进针

14　用局部麻醉药进行逐层浸润

15　按照正确的针尖斜面放置硬膜外针

16　在接注射器之前，将硬膜外针穿透皮肤、皮下组织，到达韧带

17　控制好硬膜外针，将充满空气/盐水的注射器连接到针头接口

18　握针的手倚住患者后背从而完全控制硬膜外针

19　缓慢进针穿过棘上和棘间韧带，进入黄韧带，同时对注射器活塞持续或间接的施加压力

20　识别落空感，并立即停止对活塞施加压力

21　在导管置入前注意进针的深度

22　提醒患者在置管过程中可能出现麻木感

23　拔出注射器，调整导管置入深度为4～5cm

24　拔出针头，同时保持正确的导管位置

25　小心地抽吸导管

26　通过冲洗过的过滤器注入试探剂量

27　牢固地固定硬膜外导管

	1	2	3	4	5
操作前准备	没有准备好物品。经常停止操作去准备物品		基本上准备好了物品。偶尔停止操作去准备物品		所有物品准备就绪，可供使用
对机体组织的尊重	经常使用不必要的力作用于机体组织或者造成了组织损伤		仔细的对待机体组织但偶尔造成不经意的损伤		始终如一的用最小的损伤恰当的对待机体组织
时间和动作	经常有不必要的动作		高效的时间/动作但有时做出不必要的动作		简洁的动作和最高的效率
仪器处理	利用仪器反复做出试探性的或笨拙的动作		熟练使用仪器但偶尔表现出僵硬或笨拙		流利的使用仪器，没有笨拙的表现
操作的流畅性	经常停止操作，而且似乎不清楚下一步骤		展现出与操作进程相匹配的前瞻性规划		对操作过程有明确的规划，毫不费力的从一个动作转到下一个动作
操作相关知识	知识不足		知道操作的所有重要步骤		熟悉操作的各个方面
整体表现	非常差		合格		优秀

图10.3　全球评分表（Global rating scales, GRSs）（改编自[7]，已获得授权）

核对清单也被设计成"未执行""执行较差"和"执行良好"的结果，而不是通过/失败的二分类结果，以使其更有质量，但代价是失去了客观性。核对表的一个潜在问题是，如果所有阶段的权重都相同，而不考虑临床的重要性，那么受训者可能会获得高分，但是却忽略了重要的阶段。

全球评分表（Global Rating Scales，简称GRSs）[7]（图10.3）与核对清单不同，它使用的是李克特量表，而不是二分类的结果。GRS在每个类别中的反应都有一个梯度，尽管这使得评估更加定性，但是不如核对清单那么客观。GRS可以用来评估许多不同的技能，是评估专业性和人际交往能力等方面表现的最客观方式。当用于评估操作技能时，GRS可以评价表现质量的总体印象，或者对总体表现中的一些不同领域采用李克特量表。GRS可以前瞻性地使用，也可以回顾性地使用，不过，和其他评估形式一样，有证据表明，如果回顾性地使用，可靠性会很差。GRS的潜在缺陷包括"光环效应"，即一个领域的良好或不良表现会不适当地影响其他领域的表现分级。

作为一种评估工具，操作技能结构化直接观察的主要优点如下：①受训者是在日常工作中对真实患者实施操作时受到评估。②不仅评估操作技能，还可以评估与患者、同事的互动，以及专业行为。③可以评估从简单到非常复杂的各种技能。④许多受训者"需要进一步练习"，因此在收到反馈，了解自己的优势和劣势后，受训者可以努力改善，并在以后接受评估。

评价受训者的另一种方法是录像和视频审查，这可能会使整体和选定的绩效标准有更大的改善。通过这种方法，一个或多个独立的评估者可以通过使用先前建立的标准来审查录像[1]（图10.4）。

10.3.2　学习曲线

1936年，航空工程师莱特首次发表了关于学习曲线的描述[11]。他假设，随着劳动力经验和技

评价受训者能力的标准

正确的姿势

患者在床上的坐姿是否平坦（即没有角度）
是否要求患者拱起她的背部
住院医师的体位是否是硬膜外穿刺的最佳位置
床的高度是否合适
硬膜外操作完成后，是否倾斜子宫以避免仰卧位综合征

没有溢出

倒聚维酮碘溶液的时候是否污染到硬膜外穿刺套件

铺洞巾

铺洞巾时是否污染穿刺点、手套或硬膜外穿刺套件

中线位置

针头是否放置在正确的间隙（即L2–L3间隙以下）并且处于中线位置

空气量

是否有过量的空气（5mL）注入硬膜外针

退针

是否小心平稳地拔出针头，而不使导管移位
如果导管无法穿过，是否将针和导管一起拔出

人文关怀

是否告诉患者即将使用消毒液
在使用局麻药之前，是否告知患者即将打针
局麻药的使用方式是否恰当
在置入导管时，患者是否被告知可能出现麻痹
固定完导管后，病人是否被安置在一个舒适的、无伤害的体位

无菌技术

是否以无菌方式戴手套
无菌区域是否被污染过
硬膜外穿刺套件是否以无菌方式打开
病人的背部是否由中心点向外环绕式的消毒
是否使用了3根独立的海绵棒进行3次消毒
导管置入和固定过程中是否保持了无菌技术

聚维酮碘

是否允许聚维酮碘溶液干燥
在使用海绵棒之间是否有足够的时间

对针的控制

进针时是否小心和平稳

头部方向

针的斜面是否错误地朝向了尾侧

导管置入

导管是否被小心地置入
导管的长度是否恰当（即进入硬膜外腔约5cm）
如有必要，是否将导管拔出至适当长度

导管固定

导管是否被正确的固定
固定时住院医生是否避开了患者的头发
导管是否被抽吸
硬膜外导管固定时是否打结或移位

图10.4 评价受训者能力的标准（改编自[7]，已获得授权）

图10.5 一个假设的学习曲线。（A）培训开始。（B）可以独立完成和胜任该操作。（C）额外的经验可以小幅的改善结果。（D）达到顶点。（E）水平下降（年龄的增长，手部灵活性、视力、记忆力和认知能力的退化）

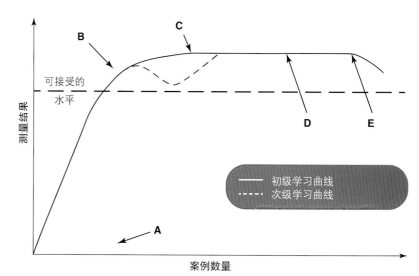

能的增加，飞机部件生产的速度或效率提高，成本降低。在工业领域，衡量业绩的标准往往是显而易见的，但在医学领域，评估临床医生的业绩却比较困难。医疗（麻醉）技术学习效果的评价方式可分为两类：麻醉过程的评价和患者结局的评价。尽管麻醉过程与患者结局只是间接相关，但是他们通常更容易分析，因此更常用。

　　人们认识到需要适当的结果指数进行评价。这些指数组成的多维图，考虑了所有重要的变量，最有可能最准确地反映出特定操作的学习曲线。

　　图10.5是一个假想图，它有四个主要阶段。起始坐标A代表训练的开始。第二阶段，曲线上升。这个上升的梯度表明个人的表现提高有多快；随着个人学习和对复杂操作的掌握程度，曲线的这一部分可能是一个阶梯式的上升。业绩的提高在开始时往往是最迅速的，然后逐渐减弱，因为随着技术的完善，每个案例达到的提高程度就会减少。第三，假设有足够的天赋，当可以独立完成和胜任该操作时，就会达到坐标B。更多的经验会使结果有小幅度的提高（坐标C），直

到达到一个顶点或渐近点（坐标D）。第四，随着年龄的增长，手部灵活性、视力、记忆力和认知力可能会退化，超过了长期经验所带来的任何优势，导致业绩水平的下降（坐标E）。还有另一条曲线（虚线），显示出在达到可胜任的技术能力后暂时的绩效恶化。推测的原因是案例混合效应（承担更多的困难案例）或过度自信导致技术或判断上的失误。

　　学习曲线是评估受训医生在某项技能上进展情况的最常用工具之一，它是通过绘制成功或失败与尝试次数关系而产生的曲线。用这种方法，需要20～25次操作才能使受训的住院医师在腰麻和硬膜外麻醉技术上有所提高。但是如果希望有90%的成功率，可能需要60次硬膜外麻醉的尝试[12]。

　　可以使用可接受和不可接受的失败率构建更复杂的学习曲线。为了使用这些更复杂的学习曲线，可以使用统计工具，如累积和技术（Cumulative Sum Technique，简称CUSUM）[13]（图10.6）。在这种技术中，可接受的和不可接受的失败率是通过与专家的讨论来定义的。一个

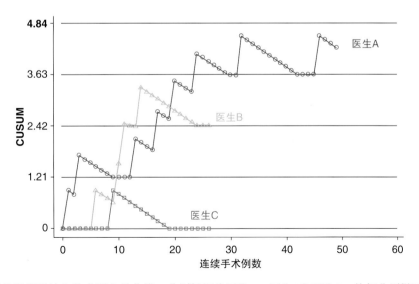

图10.6　3位受训者的假想累计和技术图上升曲线，分别标记为医生A、医生B和医生C。他们分别做了49次、26次和26次操作。这3位受训者明显表现出不同的学习曲线。医生C根本没有学习曲线；他的累计和技术图上升曲线从他尝试的第一个操作开始就是平的。医生A和医生B都有一个学习阶段。但是，医生B只用了11次手术，他的累计和技术图上升曲线就开始趋于平缓，而医生A需要23次手术才能达到同样的熟练程度。（改编自Lim TO et al.（2002）Assessing Doctors' Competence: application of CUSUM technique in monitoring doctors' performance. Int J Quality Health Care 14: 251–258，已获得授权）

可接受的成功率被定义为受训者得到一个成功或失败的分数。

累积和技术图基本上是对一系列连续操作结果随时间推移趋势的一种图形表示。它被设计用来快速检测与不可接受的不良事件发生率有关的业绩变化。在可接受的业绩水平，累积和技术曲线在水平线或以上随机运行（无斜率）。然而，当一个人的表现处于不可接受的水平时，累积和技术曲线会向上倾斜，并最终越过一个决策区间（横跨累积和技术图表的水平线），显示出不令人满意的表现。一个熟练的医生应该有一个平坦的累积和技术曲线，表明正在保持能力，而一个正在接受培训的医生则应该有一个上升的累积和技术学习曲线。斜率的程度衡量学习新技能的进展情况：斜率越大，进展越慢。当曲线最终趋于平缓（无斜率）时，表明新技能已经学会了。

然而，累积和技术分析是一种统计方法，它评价的是操作的结果而不是过程。累积和技术图允许观察者决定一个生产过程（即学习硬膜外技术）是在控制之中，还是已经失去控制。失去控制时需要停止这个过程，因为其质量已经下降到可接受的低限。对于没有经验的新手来说，使用累积和技术图达到能力所需的产科硬膜外麻醉的平均数量可能从46~77次不等，这取决于对"成功"的定义[14]。

学习曲线的局限性在于粗略的成功率忽略了进行硬膜外麻醉的背景，例如，仅举一些例子，分娩阶段、病人解剖结构以及她们能够配合新手尝试进行硬膜外麻醉的程度。此外，如果受训者在第一次进行硬膜外麻醉时遇到一些困难的临床情况，那么他们的成功率可能会受到不利的影响。此外，硬膜外针的成功放置并不能保证硬膜外导管的成功放置，也不能保证最终硬膜外麻醉的成功管理。

学习曲线只提供了受训者表现的一个缩影。就产科硬膜外麻醉的表现而言，受训者在经历多次成功的、直接观察的尝试后也不一定能完全胜任，只有在多种不同的临床情况下持续而成功地实施和管理硬膜外麻醉时才能完全胜任。

10.3.3　模拟后的标准化评估

模拟技术的进步使操作技能的评估能够脱离临床环境而进入模拟实验室。这就为操作技能的标准化评估创造了可能。尽管模拟永远不会与临床经验完全相同，但在模拟环境中评估操作技能比在临床环境中有许多优势。使用模拟装置评估操作技能满足了不伤害患者的伦理要求。有很好的证据表明使用任务训练器（如硬膜外模拟装置）进行的模拟学习对传授操作技能是有效的[15]。

触觉硬膜外模拟装置通过减少触及骨头的次数和尝试的次数以及减少操作时间来提高麻醉学员的表现[16]。

然而，即使是一个简单的模型，对于学习如何置入硬膜外导管也和昂贵的解剖学精准模拟装置一样有用。比较高保真硬膜外穿刺模拟装置（可以虚拟显示针头的位置）与"菜农的"模型（类似于将硬膜外针头插入香蕉），两种模型的受训者在真实患者硬膜外麻醉中的表现没有差异[17]。

此外，必须记住，模拟不仅只有模拟装置。在硬膜外麻醉技能掌握方面，心理想象和低保真模拟训练没有区别。在允许练习和提供即时反馈的情况下，两者都能提高操作技能。这支持了有效支撑学习理论的重要性，该理论指出与专家或另一个技术熟练的同伴互动是对学习者进行基本支持的过程，以及随着学习者走向独立，这种互动的逐步调整和减弱[18]。

一个衡量技术技能的可靠方法"客观的结构化技术技能评估（Objective Structured Assessment of Technical Skills，简称OSATSs）"被用于客观地评估手术室外的手术操作技能[19]。候选人在工作模型上展示一系列标准化的手术技能。在每个有时间限制的站点，候选人要接受专家的直接观察，并使用通用的全球评分表和特定任务的核对清单来评估技术技能[20]。客观的结构化技术技能评估形式尚未在麻醉领域使用，但如果有合适的部分任务模拟装置能够得到验证，类似于客观结构化技术技能评估的模拟和多维度评估可能会成为未来麻醉领域操作评估的一个关键部分。然而，目前还没有足够的证据建议只用模拟装置来评估麻醉学员的操作技能，特别是当这些技能可以通过直接观察病人的表现来进行可靠评估时。

10.3.4 眼球追踪技术的作用

眼球追踪是测量眼睛注视点或眼睛相对于头部运动的过程。眼球追踪器被用于研究视觉系统、心理学、心理语言学、市场营销、作为人机交互的输入设备和产品设计。在医学和护理学的一些领域，眼球追踪技术已经被有限地用于培训和评估[21]。

对于程序性的和基于视觉的任务，眼球追踪技术很有希望成为监测专业知识培训进展的工具。通过记录用户的注视方向与兴趣区（Area of Interest，简称AOI）的关系，眼球追踪技术为测量视觉模式提供了一个客观的工具。尽管眼球追踪所捕捉到的注视模式并不等同于认知，但它可能使教育者更明确专家的思维过程，从而为如何引导学习者提供启示。

这种方法已经成功地用于能力评估。例如，有经验的医生花费更多的时间在目标位置上，而新手则将注意力分散于跟踪他们的工具、手术场地、无菌区和目标位置[22]。

最近有证据表明，经过凝视训练的新手会表现出与专家类似的目标凝视模式；与那些自己去发现任务完成策略的受训者相比，经过凝视训练的新手会获得更多的性能优势[23]。这可能会对评估方式的创建产生有趣的影响，这些方式通过使用凝视行为来区分技能水平（图10.7）。

10.4 我的教学模块

在这一节中，我描述了我自20世纪80年代以来实施硬膜外麻醉的教学方法，包括我最近引入的最新方法。它既不主张详尽无遗，也不代表常规模式，但我希望它能成为想在自己机构开展或完善教学活动的读者朋友们的一个良好起点。

10.4.1 解剖实验室

"真正的发现之旅不是看到新的世界，而是改变眼睛"（普鲁斯特）。

通常情况下，学员在课程中已经接受了关于解剖学和技术的标准前沿讲座。我教学方法的第一个模块旨在将受训者的知识从硬膜外区域解剖的二维视野变为三维视野。第一步是评估新手们已经知道的知识。请学生在一张纸上写下正中和旁正中入路时针头到达硬膜外腔必须经过的组织。之后，每个学生必须在视觉模拟量表上写出这项任务引起多少焦虑，以及他/她对这些描述的满意程度。在这第一次自我意识到他们的知识之后，我开始使用分发给每个学生的塑料脊柱模型解释三维解剖学的基础知识。这个"解剖实验室"包括教师用腰椎模型进行讲解，然后由学习者用各种塑料材料代表韧带来构建硬膜外模型。在构建硬膜外模型后，要提供更详细的信息，并与解剖学课本中的信息进行比较，以及提供腰椎硬膜外麻醉所涉及的微观和宏观解剖结构。然后请学生回顾、总结并再次描述正中和旁正中入路时针头到达硬膜外腔所必须通过的组织。在这个阶段的典型问题是：你巩固了什么？（确认我已经知道的东西）你学到了什么？哪些是你没有理解的？你想进一步了解什么？（我想在家里更好地学习）。此外，还鼓励学生们尝试画出他们所学到的东西。在这个学习阶段，我的学员最常发现的是：存在一个棘上韧带复合体以及这些韧带与胸腰部筋膜的关系；麻醉成功的关键因素：椎

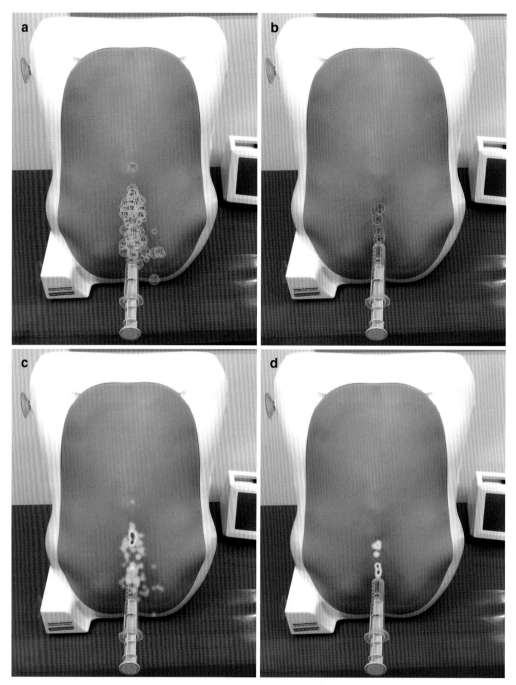

图10.7 用于评估硬膜外技术熟练程度的眼球追踪技术。凝视行为被用来区分技能水平。典型的新手（a）和专家（b）的凝视图以及新手（c）和专家（d）的热图

弓和黄韧带；两个韧带的存在及其正中裂隙；硬膜外脂肪的功能和实际分布；韧带和硬膜外间隙的尺寸；脑膜的三维结构和分布，特别是神经根周围蛛网膜的分布；神经根的地形解剖图。

10.4.2　一般原则

"一切都必须学会，不是为了展示它，而是为了使用它"（利希滕伯格）。

在本单元中，我介绍了进行硬膜外麻醉所需的材料。每个学员都有一个Touhy针头、一个无

阻力注射器、一根硬膜外导管、一个过滤器、一个连接器、一个注射器和一小瓶生理盐水。我们鼓励受训者熟悉所提供的材料，观察其细节、连接和尺寸。然后，教师将介绍市场上各种型号的针头和导管，强调其共同部分、相似之处和不同之处。

本模块的第二部分是熟悉阻力消失技术的一般原则。其背景思想如下："你不能失去你还没有获得的东西。"这一阶段专门聚焦识别阻力的增加（黄韧带）和阻力的消失（硬膜外间隙）。教师解释在腰部硬膜外麻醉中使用阻力消失的原因，提到有其他技术可用于胸部和颈部硬膜外穿刺。老师使用一个Tuohy针头、一个装满生理盐水的无阻力注射器和一个硅胶材料的立方体，演示阻力增加和消失的一般原理。一个专门设计的视频通常会在这个阶段使用。观看视频结束后，受训者用针头、注射器和硅胶方块进行阻力增加和消失的实际练习。与学生讨论并复述一般原则

后结束本节。在结束本节之前，教师再次询问学员：你巩固了什么？（确认你已经知道的东西）你学到了什么？哪些是你不理解的？你想多学些什么？（我想在家里更好地学习它）这一部分引起了你多少焦虑？你对目前的学习情况有多满意？

10.4.3　硬膜外模拟装置的基础知识

这一节就是我命名的"硬膜外操作4步骤"。学生们分成小组，每个人都必须尝试几次。在这一阶段，模拟装置完全作为任务训练器使用，通过穿刺Tuohy针以感受和认识所提供组织的阻力差异。拥有一个这样的模拟装置是非常重要的，该模拟装置能充分再现硬膜外针所必须通过的层次进而达到硬膜外间隙。为此，我修改了一个市面上的模拟装置，使其更可靠，并且与人体组织更相似[5]（图10.8）。这就是4个基本步骤：

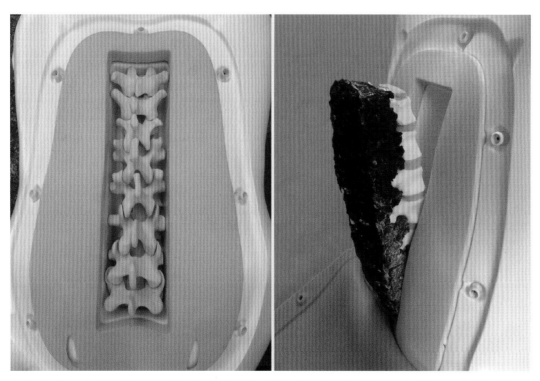

图10.8　经过验证的、定制的硬膜外模拟装置。该装置修改了市售硬膜外模拟装置的内部结构，并使用我们自己设计的一些材料来使其更加逼真。（有关详细信息见[5]）

（1）识别阻力的增加（黄韧带）：如果针头插入了黄韧带，可以通过对活塞的轻微压力来确认：如果活塞不向前移动，这意味着针头的尖端被致密的黄韧带所密封。通过持续、稳定但是果断地增加活塞上的压力，针在韧带中顶着阻力前进。受训者必须仔细观察，在活塞保持静止的情况下，针头慢慢穿透组织。

（2）识别到阻力的消失（硬膜外间隙）：当针头在黄韧带时，逐步稳定地推动活塞，当针尖到达硬膜外腔时，活塞突然被明确地向前推进，盐水突然被挤入硬膜外间隙。同时，针头的前进会自动停止。

（3）识别错误的阻力消失：如果针头没有插入黄韧带，可以通过对活塞施加轻微的压力来确认：如果活塞向前移动时，针的尖端不在不可伸展的致密黄韧带中，而是在软组织的某处，则容易被水浸润。

（4）认识到阻力的错误增加（触及骨骼）：即使针尖顶着骨头（通常是椎板）也可能会失去阻力。然而，通过不断地、稳定地、果断地增加活塞上的压力，针头不会穿过阻力进入组织。

10.4.4 通过使用动态压力感应技术进行教学（CompuFlo Epidural Trainer®）

我给这一节起了个名字："看到并倾听你的感受。"

学生被分成小组，每个人都必须尝试几次。在这个模块中，硬膜外模拟装置仍然完全作为任务训练器使用，用于训练Tuohy针的穿刺。目的是让受训者感受和知道如何通过客观的反馈来识别所遇材料提供的阻力差异。

在这一部分，我使用了基于动态压力感应技术的CompuFlo Epidural Trainer®（见第6章）。该仪器能够检测到触摸不到的压力变化，并呈现出视觉和听觉的反馈效果，使受训者能够准确地确认针头的位置，并持续的区分在操作过程中所遇阻力消失的真假。

在解释了操作的一般原则、图表分析和仪器的声学原理后，在CompuFlo Epidural Trainer®的帮助下重复上一模块的练习。

硬膜外Tuohy针接上抗反流阀，并与三通阀、无阻力注射器和CompuFlo延长管相连（图10.9）。所有3个连接处保持开放，硬膜外Tuohy针缓慢推进。

图10.9 硬膜外针、无阻力注射器和CompuFlo Epidural Trainer®连接在一起用于教学

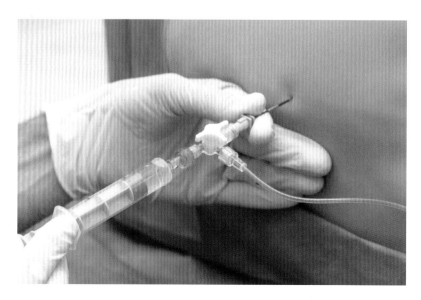

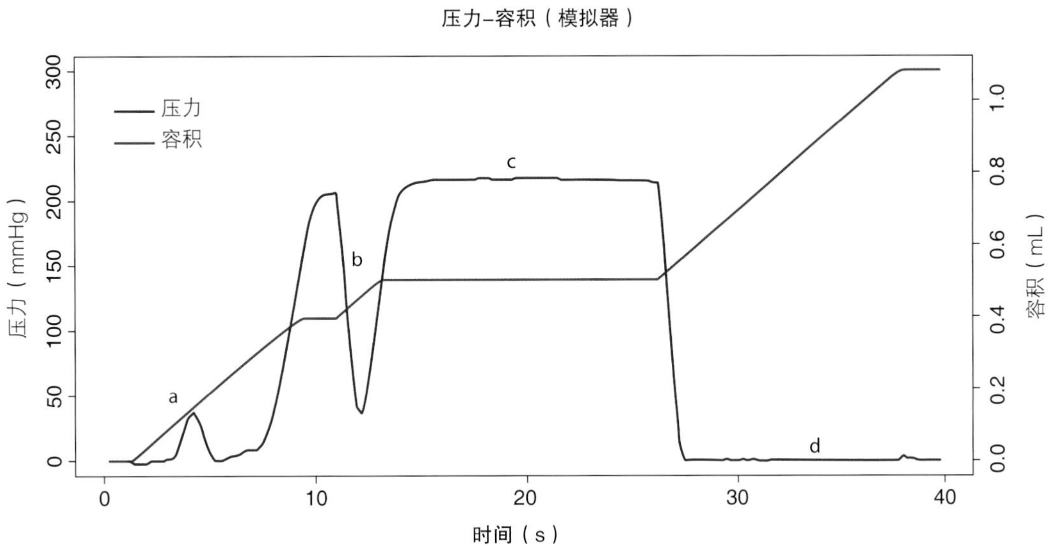

压力-容积（模拟器）

图10.10 使用模拟装置和CompuFlo Epidural Trainer®识别硬膜外操作步骤的典型压力-容量输注曲线：（a）皮下组织和（或）棘上韧带。（b）错误的阻力消失。（c）黄韧带。（d）硬膜外间隙

如果在这个过程中出现不确定、混乱或无法定论的解释，受训者必须停止进针，并利用CompuFlo Epidural Trainer®显示的4种典型模式来验证针的位置："错误的阻力增加或减少""触及骨骼""针在黄韧带"和"针在硬膜外腔"（图10.10）。通过使用CompuFlo Epidural Trainer®，以前在硬膜外操作中依靠学生触觉反馈的指导员，就能在屏幕上监测针头的运动。此外，还能生成操作文件，以加强教学讨论和监测技能发展。

10.4.5 问题设置：引入硬膜外核对清单

在这个教学模块中，要知道如何降低硬膜外技术的复杂性是很困难的。在这个阶段教师应该在学生面前熟练地展示该技术，并根据机构的标准核对清单，阐明执行硬膜外操作的所有逻辑步骤，包括从洗手到把硬膜外导管固定在病人皮肤上。教员说明硬膜外核对清单（海报、幻灯片）的计算规则，并将技术的所有步骤分为几个部分进行详细解释。

仔细观察后，请受训者想象这些步骤，并将其写在一张纸上（心理流程），标出他们个人训练经验中需要改进的地方。在这个阶段使用个人游戏来加强硬膜外核对清单的学习可能是有用的，例如制作一个拼图，其中的碎片以顺序和时间的方式描述硬膜外核对清单。

10.4.6 使用硬膜外模拟装置的"动手"技术

"与通过自己学习得到的相比，从别人那里学到的东西，没有人能很好地理解，并使之成为自己的东西"（笛卡尔）。

在这个阶段受训者已经准备好在硬膜外模拟装置上实施硬膜外穿刺的各个步骤，这些步骤是临时准备的，包括无菌单、手套、帽子、面罩、手推车的准备、局部麻醉等，以便重现和提高真实技术水平。操作表现最终由学生（自我评估）和独立的教师用核对清单和整体评估率进行评估。

10.4.7　真实世界中的硬膜外阻滞：高仿真模拟

"真正的真理是那些可以被发明的真理"（克劳斯）。

在这个阶段，技术的执行是在高保真模拟室中进行的。比如，在一个模拟产房和（或）手术室的逼真环境中，还有演员（患者、护士、同事）和/或高保真人体模型。通过汇报核对清单和整体评估率评估受训者的表现（图10.3）。

10.4.8　对患者的培训

"我们没有做对任何事情，直到我们停止思考如何去做"（哈兹里特）。

根据当地机构的轮换和政策，这部分培训是在手术室和（或）产房进行的。教员在受训者面前娴熟地展示该技术。在这个时候，与受训者一起回顾所需物品、流程和一般原则。基本上，这个阶段的教学有4个阶段。在第一阶段，教师进行技术操作，学生带着无菌手套，将他/她的手准确地放在导师的手上，导师大声说出针在组织中经过的所有结构，并将触觉和解剖结构联系在一起。根据我的经验，前5～10次的硬膜外麻醉都应该以这种方式进行。在第二阶段，学生进行技术操作，教师带着无菌手套，将他/她的手准确地放在学生的手上，学生大声地传达针在组织中经过的所有结构，试图将触觉和解剖结构联系起来。老师确认学生每一步的触觉感受。应该需要以这种方式再做10次硬膜外麻醉。在第三阶段，学生完全独自完成这个技术，但是老师在他/她旁边。仅在需要和必要时才进行观察和干预。在第四阶段，受训者完全单独进行技术操作。老师不在同一个房间里，但可以根据要求随时出现。从第一阶段过渡到第四阶段所需的硬膜外麻醉次数可能会根据教师的判断、学生的表现和培训期间发生的技术困难而有所不同。为了更好地了解受训者在这段学习期间的变化，使用累积和技术曲线可能对受训者和教员都有好处。

（陈兵译，郭巧校）

参考文献

[1] Birnbach D J, Santos A C, Bourlier R A, et al. The effectiveness of video technology as an adjunct to teach and evaluate epidural anesthesia performance skills. Anesthesiology. 2002, 96:5–9.

[2] Tien J C, Lim M J, Leong W L, et al. Nine-year audit of post-dural puncture headache in a tertiary obstetric hos-pital in Singapore. Int J Obstet Anesth. 2016, 28:34–38.

[3] Vaugham N, Dubey V N, Wee M Y K, et al. Advanced epidural simulator with 3D flexible spine and haptic Interface. J Med Devices. 2014, 6:017524.

[4] Ghelber O, Gebhard R, Katz J, et al. The CompuFlo® helps inexperienced operators identify the epidural space in a simulator model. EJA. 2006, 23:242.

[5] Capogna G, Coccoluto A, Capogna E, et al. Objective evaluation of a new epidural simulator by the CompuFlo® epidural instrument. Anesthesiol Res Pract. 2018, 2018:4710263.

[6] Capogna E, Coccoluto A, Gibiino G, et al. CompuFlo® assisted training vs conventional training for the iden- tification of the ligamentum flavum with an epidural simulator: a brief report. Anesthesiol Res Pract. 2019, 2019:3804743.

[7] Friedman Z, Katznelson R, Devito I, et al. Objective assessment of manual skills and proficiency in per-forming epidural anesthesia-video-assisted valida-tion. Reg Anesth Pain Med. 2006, 31:304–310.

[8] Ringsted C, Ostergaard D, Scherpbier A. Embracing the new paradigm of assessment in residency train-ing: an assessment programme for first-year residency training in anesthesiology. Med Teach. 2003, 25:54–62.

[9] Sivarajan M, Miller E, Hardy C, et al. Objective eval-uation of clinical performance and correlation with knowledge. Anesth Analg. 1984, 63:603–607.

[10] McKinley R K, Strand J, Ward L, et al. Checklists for assessment and certification of clinical proce-dural skills omit essential competencies: a systematic review. Med Educ. 2008, 42:338–349.

[11] Wright T P. Factors affecting the cost of airplanes. J Aeronaut Sci. 1936, 3:122–8.

[12] Kopacz D J, Neal J M, Pollock J E. The regional anes-thesia 'learning curve'. What is the minimum number of epidural and spinal blocks to reach consistency? Reg Anesth. 1996, 21:182–190.

[13] Starkie T, Drake E J. Assessment of procedural skills training and performance in anesthesia using cumulative sum analysis (cusum). Can J Anaesth. 2013, 60:1228–1239.

[14] Drake E J, Coghill J, Sneyd J R. Defining competence in obstetric epidural anaesthesia for inexperienced trainees. BJA. 2015, 114:951–571.

[15] Ahlberg G, Enochsson L, Gallagher A G, et al. Proficiency-based virtual reality training signifi-cantly reduces the error rate for residents during their first 10 laparoscopic cholecystectomies. Am J Surg. 2007, 193:797–804.

[16] Zivkovic N, van Samkar G, Hermanns H, et al. Face and construct validity of TU-Delft epidural simulator and the value of real-time visualization. Reg Anesth Pain Med. 2019. pii: rapm-2018-100161. https://doi. org/10.1136/rapm-2018-100161. [Epub ahead of print].

[17] Friedman Z, Siddiqui N, Katznelson R, et al. Clinical impact of epidural Anesthesia simulation on short-and long-term learning curve: high- versus low-fidelity model training. Reg Anesth Pain Med. 2009, 34:229–232.

[18] Beed P, Hawkins M, Roller C. Moving learners towards independence: the power of scaffolded instruction. Read Teach. 1991, 44:648–655.

[19] Reznick R, Regehr G, MacRae H, et al. Testing tech- nical skill via an innovative 'bench station' examina-tion. Am J Surg. 1997, 173:226–230.

[20] Martin J A, Regehr G, Reznick R, et al. Objective structured assessment of technical skill (OSATS) for surgical residents. Br J Surg. 1997, 84:273–278.

[21] Tien T, Pucher P H, Sodergren M H, et al. Eye track-ing for skills assessment and training: a systematic review. J Surg Res. 2014, 191:169–178.

[22] Khan R S, Tien G, Atkins M S, et al. Analysis of eye gaze: do novice surgeons look at the same location as expert surgeons during a laparoscopic operation? Surg Endosc Other Interv Tech. 2012, 26:3536–3540.

[23] Vine S J, Masters R S, McGrath J S, et al. Cheating experience: guiding novices to adopt the gaze strat-egies of experts expedites the learning of technical laparoscopic skills. Surgery. 2012, 152:32–40.

第11章　大师的评论
The Words of the Masters

在这一章里，总结了大师们的原话，他们是如何描述硬膜外麻醉技术的，他们是如何实施的。尽管材料的技术进步和新技术的发展，他们过去所描述的仍然是无价的。

11.1　阿基勒·M. 多利奥蒂（Achille M. Dogliotti，1897—1966）

这是多利奥蒂在1931年4月18日的部门会议上所做的第一次描述，他报告了对18例接受腰椎硬膜外麻醉的患者的最初经验[1]："注射技术，虽然看起来很微妙，但如果你注意以下事实，实际上通常很容易。具有脊柱穿刺经验的每个人都知道，在针在棘突间和椎间韧带组织中前进的过程中遇到一些均匀的纤维阻力。如果在第一次取出探针并尝试注入一些液体，我们会发现很强的阻力。继续推进针，操作者的手，通常还有眼睛，感觉到第一次咔哒声，几乎就像先前穿刺针前进的阻力突然间消失了。如果进针缓慢且谨慎，可以在感觉到咔哒声后立即停止进针。如果此时取出探针，则不会取出任何东西。如果我们注入液体，它可以非常容易地进入，不遇到任何阻力，我们几乎会有种把它推入真空中的感觉。"

一年后，他在1932年10月于纽约市举行的第12届麻醉医师年会上报告了他最终的、现已得到充分证明的阻力消失技术[2]："当针已经穿透棘突间韧带一定距离并且在它已经穿过黄下韧带进入硬膜外腔之前，移除套管针并且连接充满生理盐水的注射器。当试图注射这种流体时，由于棘突间韧带和黄下韧带非常致密，因此会遇到非常大的阻力。如果真能把它们注射进去，那也只能是在使用相当大的推注压力之后。该阻力是针仍在这些组织的后部纤维中的最确定的证据。然后执行下列动作：将注射器握在一只手中，拇指持续均匀地对活塞施加压力（图1.6）。另一只手缓慢地将针推进到组织中，并且当针已经穿过几毫米时，握持针的手将突然注意到针通过的阻力减小，该阻力先前是由于黄下韧带的组织引起的。同时，注入液无阻力进入。这是确切的、实际的和明确的证据，表明针头刺穿了黄韧带，并在硬脑膜周围，对注入液体的流动没有阻力。一旦认识到这个位置，针就应该留在它现在占据的位置，因为它的点在硬脑膜周围；任何进一步推进它的企图都将带来穿透硬脑膜的风险。"

11.2　约翰·J. 博尼察（John J. Bonica，1917—1994）

这是Bonica在20世纪50年代的代表作《疼痛的管理》[3]中的原始描述："就在针尖与黄韧带

接触之前，针管被取出，并试图注射5mL的生理盐水。如果针的斜面位于紧密的黄韧带内，这种尝试将遇到相当大的阻力，而如果斜面仍位于松散的棘间韧带内，阻力将只是中等程度。只要稍加练习，当针穿过各种结构时，阻力的不同程度就会变得更好理解，也更容易辨别。当右手的拇指对注射器柱塞施加持续、不懈、稳定的压力时，针的轴被左手的拇指和食指抓住，并非常缓慢地前进（图11.1）。左手应该放在患者的背上，这样才能稳定针头，更好地调节施加在针头上的压力。在这种方式下，针非常缓慢和温和地穿过黄韧带，直到它进入硬膜外间隙。斜面一进入这个空间，就突然没有阻力了，液体在这一点上遇到了很大的阻力，现在迅速而自由地注入，而针被卡住固定。"

这是10年后的描述[4]："一旦针尖到达棘上韧带，由于斜面的性质和韧带的密度，会遇到更大的阻力。然后将针推进2.5～3cm穿过松弛的棘突间韧带，这提供了较小的阻力。当针接触黄韧带时，遇到更大的阻力；取出管芯，小心地将装有10mL生理盐水的与针头适配的鲁尔锁对照注射器（使用空气，由于其可压缩性，在遇到阻力时降低了对压力变化的敏感性）。如果操作者是右撇子，则更容易用右手操作注射器，同时用左手的拇指和食指以及其他手指牢固地抓住针头，并且左手的背部抵靠在患者的背部。然后尝试注射生理盐水。如果针尖仍在棘突间韧带中，则仅遇到中等的注射阻力，但是如果针尖在坚韧、致密的黄韧带中，则尝试注射会遇到相当大的阻力。针尖必须非常缓慢地穿过黄韧带前进，同时右手的拇指在注射器的柱塞上施加恒定的、不间断的压力。一些医生喜欢间歇地推进针1～2mm，然后停止并在柱塞上施加压力；重复该操作数次直到针尖进入该空间。非常缓慢地移动针穿过黄韧带的重要性怎么强调也不过分；应允许20～30s将针推进通过3～5mm厚的韧带。"

一旦针的斜面进入硬膜外腔，就会突然阻力消失，此时遇到阻塞的液体会迅速而自由地注

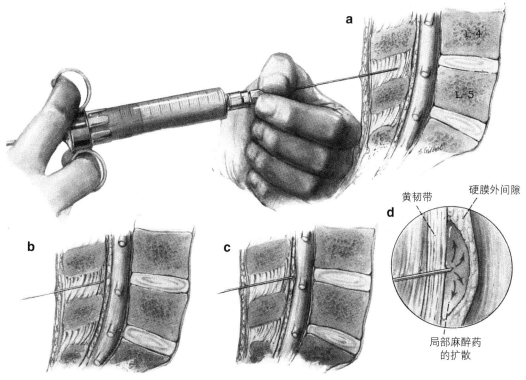

图11.1 Bonica技术：（a）用左手推进针头，同时在注射器的柱塞上施加恒定的持续压力。（b）黄韧带上的针尖，阻力很大。（c）针尖进入硬膜外腔通过突然缺乏对盐水注射的阻力来识别。（d）溶液在整个硬膜外腔中扩散

入。针的前进在进入该空间时立即停止，并排出溶液。当针头斜面完全位于硬膜外腔内时，可以在阻力很小或没有阻力的情况下注射生理盐水：这种感觉与向蛛网膜下腔注射液体相同。如果操作者感受到阻力突然显著减小，表明针尖穿过韧带，但是仍然感觉到注射不是自由的或者存在液体回流，则针尖不完全在硬膜外腔内或者包含被斜面"冲出"的组织颗粒。为了消除这些可能性，将管芯放回针内，缓慢推进针2～3mm并再次尝试注射。如果仍然遇到阻力或仍然存在回流，则针未到达目标位置，应将其撤回并再次尝试（图11.2）。

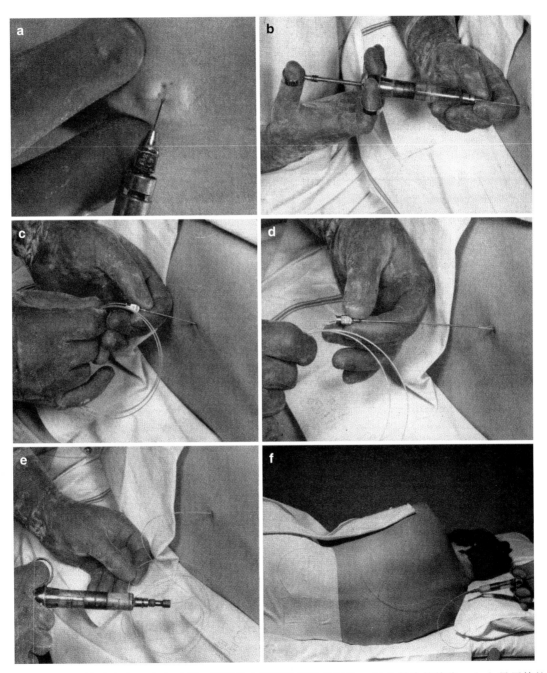

图11.2 Bonica技术，辅助疗法。（a）在第三腰椎棘突下部外侧形成皮丘。（b）针头的前移。（c）导尿管的引入。（d）将针头从油管上抽出。（e）注射试验剂量。（f）导管用胶带封闭：注意导管做了一个大圆圈，以减少从皮肤出口扭结的风险

11.3　丹尼尔·C. 摩尔（Daniel C. Moore，1918—2015）

在第二次世界大战后的几年里，人们对局部麻醉阻滞技术的安全性和效用提出了质疑。丹尼尔·C. 摩尔成为局部麻醉技术的热情倡导者，他通过教科书、教学和研究，有效地领导了局部麻醉兴趣的复兴。这是他的描述[5]："如果麻醉医生是右撇子，右手的食指和拇指抓住针头的接口，而其他手指和手背紧紧地靠在病人的背部。用左手对注射器的柱塞施加稳定、持续的压力（图11.3）。如果针位于前棘内韧带或黄韧带的组织内，则很难从注射器中注入任何盐水。右手的食指和拇指现在非常缓慢地推进针头，同时用左手在注射器的柱塞上保持恒定的、不间断的压力。当针的斜面进入硬膜外腔时，如果在柱塞上施加恒定、持续的压力，注射器的内容物将迅速排出。立即停止针的向前推进，如果这种推进非常缓慢和谨慎，针的斜面将位于硬膜外腔中。"

11.4　P. R. 布罗米奇（P. R. Bromage，1920—2013）

这是布罗米奇在他的流行教科书[6]中对操作者手的位置的详尽描述："牢固的、支撑的握针和缓慢的、受控的前进是这项技术最基本的条件之一……"握针是最重要的，它旨在将操作者手中的自然柔顺性和弹性降低到最低限度，这样针就像在微观控制下的机器一样稳定而均匀地前进。针在中心和轴的交界处被抓住，这样握持就产生了三点固定（图11.4）。

针夹在顶部的拇指和下面弯曲的食指的近端和远端指骨之间。手旋后，手腕部分屈曲，腕背靠在患者背部。向前的运动是通过手腕的逐渐伸展来传递给针头的，腕骨和掌骨向后滚动，就像一个偏心凸轮驱动活塞一样。手必须是稳定的，以提供一个渐进的、可控的向前运动针，以及一进入硬膜外腔的瞬间制动力。这种进展应该是渐进的、连续的，而不是断断续续的。另一只手握

图11.3　Moore技术：（a）针停留在棘突间韧带中。（b）针停留在硬膜外腔中

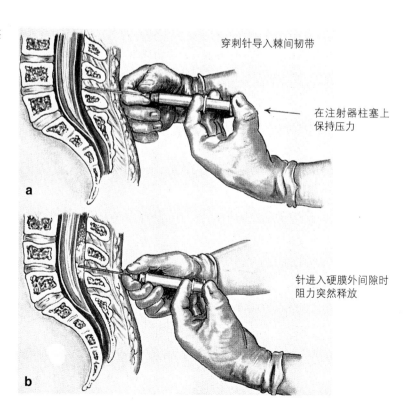

穿刺针导入棘间韧带

在注射器柱塞上保持压力

针进入硬膜外间隙时阻力突然释放

图11.4 Bromage技术

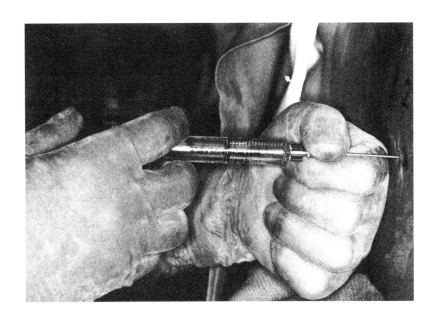

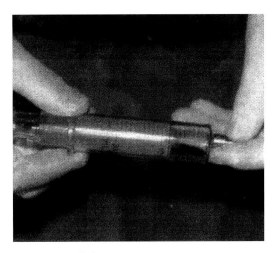

图11.5 Doughty技术

住注射器，拇指持续用力按压柱塞，感知进针过程中遇到的不同阻力。这只手几乎完全负责支撑注射器，并领会针头前进时注射阻力变化的意义。它给予针的轻微向前运动被支撑在患者背部的另一只手抵消。5mL注射器足够小，可以让双手的第四和第五个手指的手背保持接触并相互支撑。两只手的动作协调一致，就像是在等长收缩中的一次缓慢练习。在没有同时按压柱塞以告知您所处位置的情况下，切勿推进针头。

11.5 安德鲁·道蒂（Andrew Doughty，1916—2013）

安德鲁·道蒂为硬膜外分娩镇痛在英国的推广做出了巨大贡献。在这封信[7]中，他解释了他在20世纪60年代至70年代推广的技术变革："操作者侧站在患者身后，用右手拇指、食指和中指抓住20mL注射器近端边缘的压力将硬膜外穿刺针推入背部（图11.5）。因此，右手负责评估黄韧带的阻力。控制或制动力通过左手的手指和拇指抓持针的毂而沿相反的方向施加，关节抵靠在患者的背部上。用于证明针尖进入硬膜外腔的"指示设备"是一个非常干净的20mL全玻璃注射器，带有一个运行平稳的柱塞，在推进Tuohy针的过程中，用食指或右手手掌对柱塞施加压力：因此，将针推进穿过黄韧带所需的相当大的力与引起注射阻力损失所需的小而微妙的压力分开。我并不期望有经验的操作者（已经用习惯的方法取得优异的结果）放弃他们的技术，转而使用我的技术，但我强烈推荐这种方法，因为我已经教初学者很多年了，他们很快就对这种方法有了信心。对他们来说，我发现它几乎是硬膜外穿刺的有效证明！

（徐芳译，郭巧校）

参考文献

[1]   Dogliotti A M. Un promettente metodo di aneste- sia tronculare in studio: la rachianestesia peridurale segmentaria. Bollettino della Società Piemontese di Chirurgia. 1931, I:385–399.

[2]   Dogliotti A M. Trattato di Anestesia. Torino: UTET. 1946.

[3]   Bonica J J. The management of pain. Philadelphia: Lea & Febiger; 1953.

[4]   Moore D C. Regional block. Springfield: CC Thomas, 1953.

[5]   Bonica J J. Principles and practice of obstetric analge-sia & anesthesia. Philadelphia: FA Davies Co.. 1967.

[6]   Bromage P R. Epidural analgesia. Philadelphia: WB Saunders Co.. 1978.

[7]   Doughty A. Self arresting epidural introducer. Anaesthesia. 1982, 37:470.